家族が死ぬまでにするべきこと

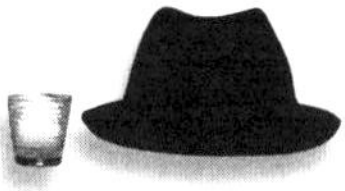

斉藤弘子
Hiroko Saito

彩流社

まえがき——遺される家族の思いとは

「とても厳しい状況です。この薬が効かなければ、治療の手立てはありません。そうなれば、人工呼吸器の選択を決断していただくことになります……」

主治医から、このように告げられたら、どうしますか。

ターミナル（終末期）ともいえる宣告。実は、私が人生のパートナー（夫）のいのちについて、主治医から言われた言葉です。

2014年秋、パートナーは肺炎の影があるということで投薬による治療を受け、経過観察で再度、外来で診察を受けたとき、その場で入院となってしまったのです。入院してからは、さまざまな抗生物質を用いても改善せず、日に日に悪化していきました。最後の薬として「ステロイド」を使っても思うような効果が現われず、先に述べた宣告を受けたのです。

外来で診察に行って、その場で入院と述べましたが、その日から、それまで当たり前に過ごしていた日常がなくなり、非日常の日々が続くことになりました。私は、パートナーの病室で寝泊まりして付き添い、病室が私の生活の場となり、仕事の場となりました。自宅には、日に一度は戻りますが、住み慣れた場も歩く道も、すべての光景が一変してしまいました。

肺炎でターミナル？と驚かれる人もいるかもしれません。実は、パートナーは、私と親ほども歳が離れており、高齢者なのです。高齢者にとって肺炎は命取りであり、死因の第三位に肺炎が浮上しているのです。

人生の最終段階……という宣告に、私は悲しみさえおおいつくすような不安と混乱のなかにいました。私は、いま、いったい何をすればいいのか、しなくてはならないのか。

死を迎えたら、きちんと弔いをして往生させなくてはならない……まず浮かんだのは、葬儀のことでした。実は、5年ほど前に母が病院で亡くなったとき、真夜中にもかかわらず、「すぐにご遺体を搬送してください」という旨を告げられたのです。葬儀社を決めているわけでもなく、あわてた私たちきょうだいに、病院では葬儀社を紹介してくれましたが、結局、成行きでそのまま葬儀をすることになり、悔いの残るものとなってしまったのです。

その出来事が頭をよぎり、パートナーの葬儀は、パートナーらしい儀式にしたいと思った私は、葬儀に詳しい知人に連絡をとり、紹介してもらった葬儀社の方に相談をしました。パートナーは、形式や体裁を重んじる人ではなく、義理で来てほしくないと語っていたので、家族・親族や親しい人たちで見送る家族葬として、祭壇はパートナーがこよなく愛した軽井沢をイメージするものに決めました。

その打ち合わせで驚いたのは、お寺との関係でした。パートナーは、鎌倉で生まれ育ったことと両親のお墓が鎌倉にあることから、鎌倉にあるお寺の檀家になっていました。由緒ある鎌倉のお寺の場合は、とくに慎重に対応したほうがよいとのこと。「納骨させないと言われることもありうるのです」という葬儀社の方の言葉にあわてた私は、対応のポイントを聞きました。

たとえば、葬儀の日程は、お寺の都合を優先して、お伺いをすること。決して、○日に○○で葬儀を行なうので読経をしてほしいなどと決定したとはいわないこと。

葬儀の場が鎌倉でないことにも、親族が高齢で遠方から来るのでなど、それなりの理由を考えておくこと。さらに、戒名代については「あるお寺（鎌倉ではなく名の知られた寺院）では1000万円という話もあります」ということで、病院の入院費等で出費が多く、「○○○円でお願いできないでしょうか」と先に金額を出してしまうのも一つ、ということだったのです。大切な人の死という悲しみのまっただ中に、そういったお寺との交渉をしなくてはならないということに愕然としました。

葬儀に関しては、多少とも接点があり、共著で本を刊行したことがあります。それゆえ、葬儀費用やお寺・墓に関する知識・情報はありましたが、身をもって実態を知った思いでした。

また、私たちには子どもがいないため、パートナーの死後すぐに起きてくる問題として「相続」があります。パートナーは会社を経営していることもあり、簡単に片づけられるものではありません。相続の問題は本文にてお話するとして、現実に向き合わなくてはならないさまざまな課題は悲しみをいっそう深くすることばかりでした。

そういった課題と向き合って覚悟をすると、なんと奇跡が起きたのです。すでに諦めていた最後の薬が「効いてきた」のです。「このようなケースは、稀です」と主治医から言われました。ただ、それまでの闘病で10キロ以上体重は減り、完治することはなく、もとのように元気になって暮らすことはできないというつらい現実は変わりませんでした。

限りあるいのちと向き合うものには、さまざまな痛みがあります。病からくる身体的な痛みだけではなく、精神的な痛み、その人その人に社会的な役割がありますが、それが隔絶されるという社会的な痛み、そして「なぜ死ななければならないのか」など人としての実存にかかわるスピリチュアルな痛み……トータルペインといわれるものです（19ページ参照）。

家族は、その痛みを共有するといってよいでしょう。いのちと向き合うものが苦悩すれば、家族もその姿をみて苦悩するのです。さらに、本来、本人がするべき決断を代わりにしなければならないこともあります。本人の意思が確認できなければ、家族が代わりに延命措置の是非をせまられることもあるのです。生と死を決める決断に、家族の心は揺れ動きます。少しでも長く生きてほしいという家族の立場からの思いがある一方で、本人にとって果たしてそれがよいことなのか、苦しみを与えることになるのではないか、安らかな旅立ちをさせたい思いもあるゆえに迷うものです。「頑張って」と、つい言ってしまいますが、「もう頑張らなくてもいいよ、ゆっくり休んでね」と言ったほうがよいときもあるのです。

医療の現場にいると、もの申したいこともたくさん出てきます。本人の前で「これ以上はよくなることはない、あとは自然に衰弱していくだけ……」といった心ない言葉を聞いたり、忙しい看護師さんの都合でナースコールを押しても何十分も待たされたり……。物じゃない、人間なのよ、と声を荒げたこともありました。そういったときは、泣き寝入りは厳禁、とくにいのちと向き合っている状況では、いのちを左右することにもなりかねません。私は、主治医を変えてもらう決断をしました。運がわるくていのちを落としたなどということは決してあってはならないことと思ったからです。

死は、終わりではなく、人生の完成ともいえます。あの世や来世があるのか否かは、ほんとうのところはわかりませんが、この世での人生の幕を閉じることは確かです。一方、遺されるものにとっては、大切な人とのこの世での別れであり、自らの新しい人生の物語の始まりのときでもあります。人は、誰もが死にゆくものにも、遺されるものにもなります。いずれにしても、思い残しのないエンディング、人生の幕引きをしたいと思うでしょう。

ここでは、私の体験をベースに、大切な人・家族がいのちと向き合ったとき、遺されるものが向き合わなければならないこと、もしものときにするべきことについて、医療・介護、葬送などエンディング、相続や死後の後始末の実情をふまえてまとめました。大切な人を看取るみなさまに活かしていただきたいと願っています。

⁂

人生の終わりの時期や医療・ケアを示す言葉は、いろいろあります。一つには「終末期／終末期医療・ケア」があります。また、終末期を意味する「ターミナル」を用いて、ターミナル・ステージ、ターミナルケアも同じように使われています。

ただ、終末期という概念や言葉については、日本の法律、国際連合で採択された条約、世界保健機関でも、公的に明確な定義はされていません。それゆえ、医療従事者や研究者などによってとらえ方は異なるといわれています。

なお、厚生労働省（以下、厚労省と称す）では、近年、終末期という言葉の代わりに「人生の最終段階」という言葉を用いています。その背景には、終末期ケアというと、ターミナル期かどうかは主に医学的に判断されますが、「人生の最終段階のケア」では、医学的判断だけでは決まらず、人生に関する選択や状況把握、本人の必要性も加味されてくることがあるのです。

また、「エンド・オブ・ライフケア」という言葉も最近は注目を浴びています。日本語にすれば「人生の最終段階のケア」ともなりますが、この考え方は、国によっても異なります。アメリカでは死をめぐる時期になされる支援と医療ケアを意味しますが、イギリスでは死へと向かいつつある人々へのサポートであって、人々が死に至るまでできる限りよく生きるように、また尊厳をもって死に至るように支援することで、当事者がエンド・オブ・ライフケアを必要と思ったときに開始されるとみなされています。

この本では、そういう背景をふまえつつ、適宜、終末期、ターミナル、ターミナル・ステージ、ターミナルケア、人生の最終段階（のケア）、エンド・オブ・ライフ（ケア）を使い分けました。個人的には、終末期という言葉のネガティブなイメージから、できる限り、他の言葉に置き換えたつもりです。

◎もくじ◎

まえがき　遺される家族の思いとは　3

パートⅠ　家族が向き合うこと　13

覚悟するということ　14
家族は死にゆくものの痛みを共有する　16
二・五人称の立場になる　20
医師もわからない「いのち」の神秘　25
いのちの質を考える　28
病と闘う？　闘わない？　31
延命措置の決断　36
人はどのように旅立つのか　41
自らが倒れないために　45
良き看取り、別れのために　49

パートⅡ　医師、コ・メディカル・スタッフとどう付き合うか――医療現場の実態　53

患者は医師を選べない？　54
医師との付き合い方　57
主治医・担当医を変える決意も必要　61
いのちを守るために、もの申すこと　65
コ・メディカルと上手に付き合って看護のコツを知る　70
医療・介護の現場を知る　74
病院は3か月で出される　78
病院を出されたらどうするか――転院、在宅、施設など　82
エンド・オブ・ライフケア――その人らしい生と死を支援する動き　86
旅立ちの場を考える　89

パートⅢ　死にゆく大切な人に寄り添う　93

どのように生きてきて、何を望んでいるのか　94
やっぱり「家に帰りたい」　96
思いを記したノートは遺されているか　98
最期のときをどう過ごしたいか　102
誰に会いたいか、誰とも会いたくないか　106

触れ合うこと、語りかけることの効用 109
「ありがとう」のメッセージ 112
「頑張らなくてもいい」と心のなかで伝える 114

パートⅣ いざというときの準備をする 117
いざというとき、起こること 118
死後に直面する問題の対応策 121
一人で抱え込まない 123
専門家は、誰に何を相談できるのか 126
葬儀をどうするか 129
葬儀社の選び方 131
知っておきたいお寺との付き合い方 134
相続は争続にならないか 138

パートⅤ 「ご臨終です」といわれてからするべきこと 147
すぐにしなくてはならないこと 148
弔いまでのプロセス 151
遺族が担う死後の手続き 156

死後の後始末——遺された手紙との出逢いも　160
大切な人との死別の悲しみに向き合う　163
大切な人の供養は自分流に　168
あとがきに代えて　**体験からの学びと社会化**　172

パートI

家族が向き合うこと

◉覚悟するということ

「覚悟」という言葉には「危険な状態や好ましくない結果を予想して、それを受け止める心構えをすること」「観念すること」、また仏教用語として「真理を悟ること」などの意味があります。それらの意味は、私が「覚悟」と感じ取った思いと行動を表わしていると思うので、それぞれの意味からお話させていただきます。

「心構えをすること」――私は、パートナーをきちんと看取る使命があると思っていました。それゆえ、ターミナル・ステージとなって、いつ旅立ってしまうかわからないという恐怖がありました。病院から外出して戻ると、マスク（一種の人工呼吸器。22ページ参照）をはめていたり、モニターをつけられていたりといった場面に遭遇し、外出するたびに、病室に入るのが怖くなりました。「もしかしたら……」という思いがよぎるのです。そして、病室に入って、生きているパートナーの顔を見て、胸をなでおろしました。また、携帯電話が鳴るのが怖かったのです。「病院からの連絡？」、つい悪い方向へと考えてしまいました。

そういう繰り返しのなかで、「一人で旅立ってしまうかもしれない……それもやむを得ないと考えて、覚悟する」という境地に達しました。これから起こることを予測して恐怖を感じるのではなく、覚悟――心構えはもっていようと自身に言い聞かせると、病院から外出することも少しはストレスを感じなくなりました。

「観念すること」――観念するとは、あきらめるという意味もあります。それは「諦める」というより、「明らめる」ということでもあります。つまり、大切な人がターミナル・ステージにいて旅立ちが近いという事実は「明らか」であり、その事実を変えることはできません。でも、その事実をどう受けとめて看取りまでを過ごすかは、その人の考え方によって変えることができます。そのように変えられない事実と変えられることが明らかになることであり、それを受け止めることが観念するということといってよいでしょう。

私とパートナーの間に子どもはなく、家族でローテーションを組んで看護にあたるということはできません。ただ、それぞれのきょうだいや友人は、「大変だね、できることがあれば言ってくれたらやるから」と声をかけてくれました。遠く海外にいる親友は、「あなた一人で抱えたらだめ、あなたの代わりができそうなボランティアを紹介するから」と、アドバイスをしてくれました。

温かい言葉はうれしく、つらい時期の支えにはなります。でも、現実に、きょうだいは、住んでいるところや年齢から考えて、毎日、病院に来てくれることすらむずかしい状況があります。また、会ったこともないボランティアにパートナーのお世話をまかせることも、高齢の日本人のパートナーにはふさわしくない対応です。たくさんの温かい言葉は、なぐさめにはなっても、それ以上にはなりえませんでした。

私は、自分一人でも、究極的にいえば自分のいのちをかけても、大切なパートナーの看取りと向き合い、あるがままを受け入れようと決意しました。私は、たとえ、家族がいても依存し合うのではなく、それぞれが覚悟をもつことが大事と思っています。

「真理を悟ること」――人は、いつか必ず旅立ちがきます。大切な人をおくる立場になり、いずれは自分も旅立つものとなる。看取りは、人の生と死のあり方を真摯に考える場となります。どのように大切な人をおくるのがよいのか、どのように自身の人生の幕を閉じるのがよいのか、悟りをひらく機会となります。誰にでも訪れる旅立ちのあり方を、大切な人の旅立ちから学びを得ることにもつながるといってよいでしょう。

◉家族は死にゆくものの痛みを共有する

「死」は、どのような立場からとらえるかによって、その意味にも違いがあるといわれています。具体的にいうと、死にゆくものの立場からみたときは「一人称の死」といわれます。死にゆくものの家族や親しい人の立場からみたときは「二人称の死」、彼・彼女の死として第三者からみたときは「三人称の死」です。これは、フランスの哲学者・ジャンケレヴィッチが『死』という著作のなかで述べていることです。

これらの人称で、どの立場から死を考えるかによって、それぞれの課題が異なるのです。たとえば、一人称の死では、限りあるいのちと知ったとき、残されたときをいかに自分らしく、思い残しなく過ごすか、それが大きな課題になります。二人称の死では、大切な人とともに限られたときをどのように悔いなく過ごすか、さらに大切な人を喪ったあと、死別の悲しみ（グリーフ）

と向き合い、それを乗り越えて新たな生き方をみつけなくてはならないという課題もあります。

では、一人称の死、二人称の死、それぞれについて詳しくみてみましょう。

もし、治癒の見込みのない重篤な病に罹って、死が近いことを告げられたら、どのような思いを抱くでしょうか。「そんなこと、うそだ」と否定したくなるのではないでしょうか。人は、信じたくない出来事に遭遇すると、「否認」するものなのです。

この否認は、死にゆくものの心のプロセスの始まりです。アメリカの精神科医のキューブラー・ロスは、臨死状態にある患者さんをインタビューして「死にゆくものの心理プロセス・五段階説」を唱えました。その第一段階が否認です。

第二段階は、「怒り」です。「なぜ、この私が死ななくてはならないのか」と、怒りがこみあげてきます。愛する家族をおいて、独り死ななくてはならない。これからの人生の青写真を描いていれば、志《こころざし》半ばで逝かなければならない……人それぞれの思いを抱きながら、死の宣告に苦悩するのです。

第三段階は、「取り引き」です。わらにもつかみたい気持ちで、神様や仏様にお願いするのです。「どうか、私が死ぬなんて、うそだといってください。何でもしますから」と、取り引きをします。

第四段階は、「抑うつ」です。神様や仏様に、いくらお願いしても、事実が変わることはなく、「やっぱりだめなんだ」と、心がうつ状態になるのです。

そして、葛藤しながら、最後に「受容」することになります。これがキューブラー・ロスの「五段階説」ですが､最後の受容については､前述した「覚悟するということ」でも書きましたが､「諦める・明らめる」という二つの意味があると思っています。私は､死ぬしかない､という「諦め」と、死という事実は変わらないけれど、限られたいのちをどう生きるかは変えることができる。つまり、変えられない事実と変えられることが「明らか」になることであり、変えられない死を受け止め、変えられる最後の生き方を変える勇気をもつことなのです。

ただし、これらの五段階のプロセスは、必ずしも、すべての人がその通りにたどるわけではありません。人によって順番が異なったり、行き来したり、最後の受容にたどりつけないこともあります。

また、このような心の葛藤や情動とともに、死にゆくものを苦しめるのは「痛み」です。痛みといえば、病からくる身体的な痛みや苦しみが第一に思い浮かびます。もちろん、そういった身体的痛みも重要ですが、そのほかにもさまざまな痛みがあります。まさにこの五段階説のような心理状態からは精神的な痛みが生まれてきます。また、愛する家族や大切な人と別れなければならない、思い残すことがあったり、生きたいという思いゆえに精神的に苦しむものです。

やり残した仕事がある､まだやりたいことがある……。人は何らかの社会的な仕事や役割をもっています。それが二度とできなくなるという社会的な痛みも出てきます。そして、人として、必ずと言っていいほど､生まれてくるのが「なぜ､人は死ぬのだろうか。生きるのだろうか」といった、人間の存在についての問いです。ある意味、答えられない問いであり、それがスピリチュアルペイン（痛み）となって表われてくるのです。

これらの痛み（トータルペイン）は、薬だけではやわらげることができません。人とふれあい、語り合うことによって、痛みが癒されていくのです。

死にゆくものの痛みをやわらげるためには、家族の愛と寄り添いがとっても大事です。もちろん、臨床心理士や宗教者、医療スタッフなど専門家によるケアも必要です。

さて、これまで死にゆくものの心や情動、痛みについてみてきましたが、それらはすべて、家族もあとを追って共有するといわれています。たとえば、家族の心理として、大切な人の死が近いことを宣告されたら、最初はやはり否認したくなります。受け入れがたい事実に、理性ではわかっていても、「私は悪い夢をみているのではないか」と思うものです。そして、心のありようはジェットコスターのように大きく揺れ動きます。ほんの少しの状況の変化でも、微妙に反応し、小康状態になると回復していくのではないかと期待します。

そして、どうしてこういうことになってしまったのかという怒り、神様なんとか助けてくださいと毎日祈ります。それでも死を自覚することにより、抑うつ状態となり、最後は諦めとともに受容せざるを得ない、というプロセスをたどるのです。

痛みについても、家族にもトータルペインがあります。大切な人の看護で非日常の生活になることによって、心身ともに大きな影響を受けます。多大なストレスを受け、眠れない、食欲がない、胃が痛い、うつ状態になるなど、さまざまな身体の不調が現われます。また、仕事や活動にも束縛が出てきて社会的痛みも出てきます。そして、「私の大切な人がなぜ死ななくてはならないの」というスピリチュアルな痛みも抱きます。

本人ではなく家族であっても死にゆくものの心理や痛みを共有するものなので、「いつもの自分ではない、私はおかしくなってしまったのか」などと思う必要はありません。大切な人の死と向き合うなかでは、不安や恐怖、悲しみ、うつ、怒り、自責……そういった情動は誰でもが抱くことです。

では、心の苦悩や痛み、悲しみとはどのように向き合えばよいのか、後ほどお話しますが、まず家族は、死と向き合う大切な人の心理や痛みをともに味わうことを理解していただきたいと思います。

◉二・五人称の立場になる

死には人称があり、家族は二人称にあたるということを述べました。実は、一人称、二人称、三人称のほかに、「二・五人称」があります。これは、ノンフィクション作家の柳田邦男氏が提唱した言葉で、次のような意味合いがあります。

二人称は、家族や親しい人の立場から見るゆえに、情愛がこもりますが、感情に走って冷静な判断がくだせないことがあります。一方、三人称は、冷静に対応できますが、冷たさというか、情愛に欠ける傾向があります。そこで、二人称の情愛と三人称の冷静さをあわせもった二・五人称の視点が大事になるのです。

柳田氏は、自らいのちを絶った息子（次男・洋二郎氏）のことを記した『犠牲（サクリファイス）――わが息子・脳死の11日』を発表し、文藝春秋読者賞、第43回菊池寛賞を受賞しています。洋二郎氏は精神を病み、対人恐怖症となり、誰からも必要とされない存在になっていることを悩み、25歳のとき、自ら死への旅に出ました。その洋二郎氏は、骨髄ドナー（提供者）登録をしており、その事実を知った父親（柳田氏）はドナーになることを申し出ますが、適合する血液型のレシピエントは現われず、第1回（死後5日目）、第2回（6日目）の脳死判定が行なわれ、脳死患者となりました。その後、科学的な死が確認されるまでの11日間にわたり、柳田氏の家族と医師たちの間に起こった出来事、そして家族の心の葛藤が描かれた作品です。

柳田氏は、それまでにも航空機事故などによる死の現実を冷静に描いたノンフィクション作家でした。ただ、息子の死、それも自殺であり脳死という事実と向き合うことによって、二人称の情愛と三人称の冷静さをあわせもった「二・五人称の視点」が生まれたといってよいでしょう。

では、どのように二・五人称の視点にたてばよいのか、私の体験をお話しします。

パートナーは、間質性肺炎で、喀痰《かくたん》がとても多かったのです。喀痰は、肺炎に限らず、がんや呼吸不全、心不全の終末期に大きな問題となります。また、自身の唾液や生理的な痰が誤嚥することによって肺炎になったり、喀痰や異物が気管に入った場合は窒息することもありうるのです。

そのため、自身で痰を出すことができない場合は、吸引カテーテルでとることになります。この吸引は、鼻腔や口腔から行ないますが、本人にとっては、とてもつらい行為です。「拷問だ！やめてくれ！」と、パートナーは、吸引のたびに大きな叫び声をあげました。私は、とてもみていられず、病室の外に出て、耳をふさぎました。

でも、喀痰を吸引しなければ、いのちにかかわることにもなります。やがて、私は、つらい姿をみることを避けたいと思う家族の立場から、看護師をフォローする役割を担うようになりました。「つらいね、ごめんね、ごめんね、もうちょっとだから、痰をとったら楽になるのよ」と、パートナーに語りかけながら、一歩引いて、その場の状況を冷静にみるようになりました。

また、終末期の場合、家族にとっては延命治療という大きな壁に向き合うことになります。延命治療とは、終末期の人の死を遅延させる人工的な行為であり、中心静脈栄養による高カロリー輸液の点滴、輸血、人工呼吸器、人工心肺の装着などがあります。なお、延命治療は公的に明確な定義はなく、近年取り沙汰されている胃ろう（流動食をチューブを通して直接、胃に入れる方法、39ページ参照）も延命治療の一種ととらえてよいでしょう。

パートナーの場合、主治医には「人工呼吸器をつけるか否かの判断をしてください」と告げられました。

人工呼吸器には、「気管挿管」「気管切開」「マスク」という3つの換気経路の方法があり、緊急時または手術時における確実な気道の確保は気管挿管です。気管挿管におけるチューブの挿入は本人にとって苦痛であり、そのため麻酔を使用します。

こうした延命治療を受ける人は、一説に40万人ほど存在するといわれますが、2012年3月、高齢者医療を専門とする学会は、延命治療をしないことも選択肢とするガイドラインを発表しました。

さて、家族は、大切な人の生と死の決断を迫られ、大きく揺れ動きます。たとえ、本人が生前、延命治療はしなくてもいいと語っていたとしても、「延命治療はしないでください」ということによって、大切な人の死を早めることになるのです。早めるというのは、視点を変えれば、人工的に生かすのではなく自然死を選ぶことではあるのですが、それでも人工的にでも「生かされる」ことができるいまの医療のなかで、自らの言葉で大切な人に死を迎えさせることに躊躇するのです。

また、少しでも長く生きていてほしいという気持ちで人工呼吸器をつけることは、本人にとってはつらいという事実にも向き合わなければなりません。そして、一度、人工呼吸器をつけたら、取り外すことはできないのです。人工呼吸器の取り外しは、殺人罪にあたる恐れがあるといわれています。

たとえば、北海道のある病院の女性医師が無呼吸状態に陥った患者から人工呼吸器を取り外し、死亡させたというケースがありました。男性は、心肺停止状態で病院に搬送され、蘇生措置によって心臓は動き始めましたが、自発呼吸は戻らず、意識不明のまま人工呼吸器を装着されました。しかし、息子は「脳死状態」という説明を受けて、医師に治療中止の希望を伝え、担当医は人工呼吸器を外し、15分後に男性は死亡したのです。医師は、所轄警察署に異状死の届け出を行ない、警察署は殺人容疑で医師から事情聴取を行なったと報道されました。ただし、人工呼吸器の取り外しによって起訴された例はないともいわれています。

私の場合は、少しでも長く生きてほしいという家族の気持ちから一歩引いて、いのちと向き合っている大切な人のつらさ、そして現代の死を冷静に想うことから、人工的に生かされるいのちの延命治療は行なわないことにしました。

いのちと向き合う大切な人のつらさと記しましたが、その一人称の思いに寄り添いながら、家族の二人称の思いをもって、ときには、一・五人称の視点にたつ場合もあります。

私は、母を5年ほど前に亡くしました。大腸がんの転移による肝臓がんで手術がうまくいかずに、最期は病院の緩和ケア病棟で迎えました。死が近くなった頃、母は私にこんな問いをしてきました。

「ひろこ……死ぬときってつらいのかな、苦しいのかな……」

「大丈夫、お母さんが大好きなおばさん（母の姉）が迎えに来てくれるのよ。安らかに眠れるから、お母さんは、心配しないで、大好きなおばさんと会えることを楽しみにしていればいいのよ」

そう話すと、安心したような表情で、かすかに微笑みを浮かべました。実際に、死の瞬間は、快感ともいえるホルモンが分泌されて、苦しくはないのです（44ページ参照）。

ときには、死にゆくものの立場になり、不安や恐れをやわらげることも大切です。

◉医師もわからない「いのち」の神秘

「どんなキャリアを積んだ医師であっても、余命って、意外に当らないものなのです。……余命や終末期って、誰が決めるんだろうか？　むずかしい命題です。私は『誰にもわからない』という前提に立って、在宅医療を行なっています。本人も家族も、ましてや医師もわからない。あくまでも予測であり、予測だから、大きくはずれます」

自称「尼崎の町医者」であり、在宅死や平穏死などについての本や講演等でよく知られる長尾和宏氏の言葉です（朝日新聞の医療サイト「アピタル」2015年3月21日より）。

まさに、その通りで、パートナーは、幾度か「終末期です。いつ急変してもおかしくありません」と告げられながら、半年の間、生存していました。「115歳まで生きる」をモットーに生きる意欲にあふれていたパートナーは、医師の死の予測をはずす名人だったといってもよいでしょう。

幾度目かの危機では、意識がなくなり、眠り続けました。このまま、意識が戻らないのだろうか……私は不安におおわれながら、毎日、声をかけ続けました。そして5日目のこと、パートナーのことを「オーナー」と私は呼んでいたのですが、「オーナー、オーナー！　眼を開けて、ひろこさんを見て！」と声をかけたところ、眼を開けたのです。しっかりと、私の眼を見てくれた、そのときの感動は、いまでも忘れません。

パートナーの生きる意欲が眠りから覚まさせたのだと、いまでも思っています。その視点からみると、がんの心理療法として「サイモントン療法」があります。これは、アメリカの放射線腫瘍医であり心理社会腫瘍医であるカール・サイモントンにより開発された、がん患者と家族や支援者のための心理療法です。近年は、がんだけではなくストレスによって生じるさまざまな病気に対してもプログラムが提供されています。

サイモントン療法は、当初、がんのイメージ療法として知られました。私たちは、自身に対するセルフイメージをはじめ多様なイメージをもちますが、そのイメージの力は健康や病気に大きな影響力を与えます。がんのイメージ療法では、「がん細胞と闘って、自分が勝った、がんを克服した」というイメージ力を活用したものといってよいでしょう。

実際に、どのような効果があるのか、サイモントンは、精神や感情のアプローチを利用して病気の経過に影響を与えるという方法を実施して、科学的に調べる研究を行ない、その成果を発表しました。それによると、不治と考えられていた患者１５９名を対象に約4年間治療をしたところ、そのうち63名の人たちの平均寿命は、がんが判明してから24・4か月ほどにものぼり、がんが消滅した人や退縮した人もいました。生存期間は、ふつうの身体的治療だけを受けた人の約2倍とも報告されています。

このことからも患者さんが積極的でプラスのイメージをもつことは、生命力をあげることになるのです。

さて、視点を変えて、いのちの原点である生と死について、生物学的な観点から見てみましょう。

人の身体は、約60兆個の細胞からできています。その細胞は、身体を作って生命を支える一方で、「死」とも深くかかわっていいます。細胞には二つの死があるといわれているのです。一つは「ネクローシス」――細胞の事故死ともいわれ、たとえば感染や化学的損傷など外部の環境の変化によって細胞が仕方なく死んでいくということです。なお、細胞死は一瞬で起き、死んだ細胞は免疫細胞によって食べつくされて痕跡は残りません。

もう一つは「アポトーシス」――自ら死を選択する自発死であり、人が生まれた瞬間に死のプログラムが埋め込まれているといわれています。たとえば、ウイルスが感染して異常な細胞があるとして、その細胞に「死になさい」という命令が来て、細胞の中のP53遺伝子（細胞を自殺させる役割がある）を活性化し、自爆してしまうのです。死の実行は、生命の源であるDNAが切断され、細胞が分解されて死に至るといわれています。つまり、死の遺伝子があるということです。

私たちの身体のなかでは、常にアポトーシスが起こって細胞が死んで、新しい細胞と入れ替わっていますが、再生系の細胞の分裂・増殖とアポトーシスを繰り返すことも限界があります。限界に達すると、傷ついた細胞はそのままとなり、臓器の機能が停止し、死のスイッチが入ってしまいます。いつ、死のスイッチが入るか、それはその人自身にもわからないのです。

小さな頃、「人は、生まれてくるとき、生涯に食べるお米を背負ってくるんだよ、その米俵を食い尽くしたら死ぬということだ」という逸話を聞いたことがあります。その人、その人のいのちの長さは、生まれたときから決まっているのかもしれません。でも、そこには、どんなに科学や医学が進んでも、解き明かすことのできない神秘があるのではないでしょうか。

◉いのちの質を考える

パートナーがターミナル・ステージと告げられたとき、私は主治医に「いのちの質を考えたケアをしてほしい」ということを伝えました。「いのちの質」とは、いわゆる「QOL」のことを想って話しました。

「QOL」とは、「クオリティ・オブ・ライフ」であり、生命の質、いのちの質、人生の質、生存の質、生活の質などを意味する言葉として単独で使ったり、いくつか、あるいはすべてを意味する言葉として用いられることもあります。その人がどれだけ人間らしく自分らしい生活を送り、人生に幸福を見出しているかということを尺度としてとらえる概念であり、単にいのちの長さだけを重視するのではなく、いのちの中身（クオリティ）を大切にするという考え方です。

QOLは、医療の歴史とともに考えられるようになったともいえます。病気を治すために患者の身体を侵襲するような治療が行なわれることによって、社会的にみても人間らしい生活とは思われない状況になることが問題となり、患者が自身の尊厳をより保ち得る生活の実現をめざしたケアが大事であるという考え方が生まれたのです。

このQOLの概念を重視する傾向になっていますが、まだまだ医療・福祉（看護・介護）の現場で実現されているとはいえません。たとえば、がんの治療方法の選択や治療評価では、生存率に注目するあまり予後のQOLが考慮されていないこともあります（「予後」という言葉は一般に手術や病気、創傷の回復の見込みで使われるが、疾患や病状によって「生存期間」を意味することがある。余命は医師でも断言できないことや言葉の響きから、本書では「予後」という言葉を用いる)。また、高齢者医療・介護では、熟慮せずに胃ろうなどの延命措置が行なわれたり、人間らしくその人らしく生きるためのケアが十分ではない実情があります。

そういったなかで、ターミナル・ステージのQOLを高められるよう援助しようという理念をもつのが「ホスピスケア」です。日本では「ホスピス・緩和ケア病棟」として、終末期のがん患者さんの症状コントロールをする場として知られています。

そのルーツは、中世ヨーロッパに溯り、疲れた巡礼者や病に倒れた兵士たちを休ませ、もてなした宿泊施設をさしていました。そもそもホスピスという言葉には「温かいもてなし」という意味があるのです。その後、19世紀後半、末期患者のケアを目的とした近代ホスピスがアイルランドに誕生し、イギリスのセント・クリストファー・ホスピスに代表される現代ホスピスへとつながっていきました。

セント・クリストファー・ホスピスは、1967年に誕生しましたが、その背景にはこんなエピソードがあります。ナイチンゲール看護学校で学んだシシリー・ソンダースは看護師となってイギリスのセント・トマス病院に勤めていました。そこではじめて受け持ったがん末期患者のデビット・タマスという男性と恋に落ちます。死にゆくものがどうしたら安らぎをおぼえられるのか、二人で熱心に話し合ったのです。彼は500ポンドを残し、「僕と同じように死と向き合っている人を助けて」と言って死んでいきました。

シシリー・ソンダースは、彼の言葉を思い、死にゆくもののための施設で夜間のボランティア婦長として定期的に働くようになりました。そこはホームであり、設立者のハワード・バレット博士は「入院患者を症例の一つなどと呼びはしない。それぞれの人に特徴があり、人生の歴史をもつ宇宙である。個の尊厳を絶対的なものとして大切にすること……」という哲学をもっており、シシリー・ソンダースに大きな影響を与えました。やがて、シシリー・ソンダースは医学校で学んで医師となり、痛みの研究の傍ら、聖ジョゼフ・ホスピスで働き、やがて現代ホスピスの発端といわれるセント・クリストファー・ホスピスが設立されたのです。

そういった背景があるホスピスの運動は全世界に広まり、日本でも1981年にはじめて聖隷三方原病院にホスピスが誕生し、いまでは各都道府県にほとんどホスピス・緩和ケア病棟があるほどに普及しています。

また、ホスピスは、単に場をさすのではなく哲学であるともいわれます。それは、「一人ひとりの患者はユニークな固有の存在であることを認め、若さや身体的健康、活動的であることだけを高く評価するのではなく、誰にでも訪れる死への過程にも目を向け、治癒が不可能な患者でも終末期のQOLを高められるよう援助する」（『臨床死生学事典』河野友信・平山正実編、日本評論社）という考え方にみられます。実際には、身体的な痛みだけではなく、精神的、社会的、スピリチュアルな痛みを緩和し、その人らしく生きて旅立てるように、患者さんとその家族をケアすることを大切にしています。

ただ、残念なことは、現在では、厚労省の認可を受けているホスピス・緩和ケア病棟は、終末期のがん患者さんとエイズの患者さんに対象が限られていることです。ホスピスケアの考え方を多くの医療機関等で採り入れてほしいと願っています。

一方、SOLという概念があります。これは、いのちの神聖さ、生命の尊厳という意味があり、人のいのちは無条件に尊いことを前提として次のような考え方を原則としています（関西医科大学法医学講座の生命倫理学資料より）。

・人為的に人の死を導いてはならない。
・第三者が、ある人のいのちの値打ちを問うことはできない。
・すべての人命は平等に扱われなければならない。

この原則的な考え方によれば、安楽死は認めない、胎児の中絶は認めない、脳死の臓器移植は認めないといった生命倫理の問題にかかわってきます。それゆえ、この意見の分かれるところです。

尊厳死・安楽死については後述しますが、いずれにしても人のいのちの尊厳さ、そのいのちの質を考えたケアが求められていることは確かです。

◉病と闘う？ 闘わない？

日本人の死因のトップで、生涯に約2人に1人が罹患し、3人に1人は死亡するといわれる「がん」。このがんとどう向き合うかは、20年ほど前から「がん論争」といわれて大きな問題となってきました。『患者よ、がんと闘うな』（１９９６年）という本を刊行した近藤誠氏は、以来、一貫してがんや病気と闘うなと主張し、『がん放置療法のすすめ』（文藝春秋、２０１２年）を刊行しています。近藤氏は、転移して助からない「本物のがん」と、放置しても転移せず治療の必要がない「がんもどき」があり、がんの手術や抗がん剤の大部分はやらないほうがよいと語っています。

その近藤理論に対して、早期発見・早期治療をすればいのちが助かるがんもあり、治療対象と診断されたがんを放置することはよいとはいえない。20年前の抗がん剤治療は、進歩の途中であまり治療効果のなかったものもあったが、現在の医療は進歩し、多様な抗がん剤が登場し、副作用を軽減する対策も進んでいる——そう指摘する医師もいます。

また、がんを消そうという発想のがん治療ではなく、がんの増殖を食い止め、延命をはかるという「がんとの共存」をめざす「がん休眠療法」が提唱されています。がん休眠療法は、とくに抗がん剤の用い方について、これまでの個人差を考えずに、患者さんが苦しむほどの限界量を投与するのではなく、人間として継続できる適量を用いる。一人ひとりが、アルコールにたとえればほろ酔い加減になる量を求め、それを継続していくという治療です。つまり、少しでも長く、がんが大きくなることを抑えて、がんと長く共存することをめざしています。

がんや病と闘うか、闘わないか、またどのように向き合うか、多様な説や意見があり、いずれが正しいのかは、一概には判断できません。ここでは、がんとの闘いについて、いくつかの事例をみてみましょう。

かつてキャスター、アナウンサーとして人気をよんだ逸見政孝氏は1993年9月6日、「私がいま侵されている病気の名前……病名は、がんです」という「がん宣言」の記者会見をひらいて話題となりました。記憶に残っている人もいることでしょう。

逸見氏は、胃がんに罹っており、初期のがんと宣告されていましたが、最初の手術後、初期のがんではなかったことが発覚。再発して、最初の偽りの病名を発表していたことのお詫びと、前述した「がん宣告」を行ないました。そして9月16日、13時間にも及ぶ再手術が行なわれ、摘出した臓器は3キロもありました。手術後、順調に回復しましたが、10月には腸閉塞を起こし、徐々に衰弱していきました。そんななか抗がん剤の治療を始めました。12月になると意識が混濁するようになり、1993年12月25日に逝去しました。

逸見氏のがんとの闘いは、死後、がん治療や手術に関する議論にまで発展しました。逸見氏が逝去してから3年後に、前述の近藤氏と逸見氏の妻・晴恵さんが夫を看取るまでに感じていた疑問に答えるというかたちでの対談が行なわれたのです。

そこで、近藤氏は「逸見さんのような場合は、手術も抗がん剤もやらないほうが延命につながったと思うんです。私が著書『患者よ、がんと闘うな』で伝えたかったのも、痛みや苦しみに耐えるばかりの無益な治療で闘うなということなんです」(『がん専門医よ、真実を語れ』文春文庫のなかの対談）と述べています。

　また、がんと闘っていのちを落とした私の母のケースをお話しします。母は初期の大腸がんと診断されました。ただ、転移はなく、初期なので腹腔鏡による手術（開腹ではなく、腹部に小さな穴を数個開けて、そこから腹腔鏡を入れてがんを切除する）で切除できるといわれ、切除術は成功しました。手術による身体への負担も少なく、退院してあとは回復をまつばかりと思っていました。ところが、手術後の検診で、腫瘍マーカーが異常なほど高くなっていきました。腫瘍マーカーが高いということは、再発が疑われるということです。

　手術後1年も経たないうちに、肝臓への転移がみつかりました。ただ、その肝臓への転移も切除できる場所にあり、腹腔鏡による手術での切除を行なうことになりました。その手術も成功し、腹腔鏡手術のため身体への侵襲も少なく、回復も早かったのです。

　ところが、さらに1年も経たないうちに肝臓がんの再発が見つかりました。担当医は、やはり根治のためには手術が必要で、今回は腹腔鏡手術では切除できないため、開腹手術になることを告げました。母は83歳という高齢であることから、手術がふさわしいかどうか、医師とも話し合ったのですが、母自身が「最後にもう一度、がんと闘って生きることに頑張る」と決意したため、開腹手術を行なうことになりました。

　その結果は、「肝臓と膵臓と胆嚢が接触するところにがんがあり、無理に切除しようとすると臓器を傷つけてしまうので取り切れなかった」ということ、つまりがんは身体のなかに残存しているということでした。

手術後、思わぬ出来事が生じてきたのです。腹水がたまり、胸水もたまってきました。それは、手術のとき、膵臓を傷つけてしまい、膵液が出て母の身体に悪影響を与えているということでした。管を身体に入れて常時、水を抜いても、腹水は取っても取っても、あらたにたまってきます。やがて肝機能がわるくなり、足はゾウのようにふくれあがりました。

「あと1か月ほどと思います」と、担当医から予後の宣告を受けて、緩和ケア病棟に入りました。「もう一度、がんと闘って生きることに頑張る」と言った母は、間もなく逝去しました。いまになって考えると、最後の闘いの開腹手術をしなければ、もう少し生きていられたかもしれないと思います。ただ、がんを抱えての生活は、何事も早目に片付ける性格の母には、心理的負担になったのかもしれません。

逸見氏の例、私の母の例をみていると、「がんと闘うな」という近藤理論を推しているように思われるかもしれませんが、そうではなく、その人その人の疾患や状況によって、病と闘うという選択、病と闘わないという選択、どちらも妥当なのだと思います。

ただ、重要なことは、「闘う、闘わない」は、医師に決めてもらうのではなく、患者とその家族の意思によることが大事です。その視点からみると、腫瘍内科医の高野利実氏は、自身のホームページ（高野利実の小部屋）で「HBM宣言」（人間の人間による人間のための医療）を唱えています。そこで必要なことは、まず、治療目標の共有――患者は病気や医療、人生、死についての自分の考え方を述べて、医師と患者が率直に話し合い、共通の治療目標を設定するということです。

治療目標を共有したあとは、エビデンス（根拠）の共有――医師は、これまでのエビデンスに基づいて確立している標準的な治療を説明し、新しい臨床試験から得られた最先端のエビデンスについても説明し、治療方針の選択のために重要な最低限の情報を共有することです。

治療目標とエビデンスを共有できれば、医師と患者の情報格差は小さくなり、あとは対等の立場にたって、人間としての語り合いをすることです。ただし、この人間としての語り合いが、もっとも重要で、もっとも実現しにくいのが実情でしょう。

それでも、あきらめずに、私たち一人ひとりが変わることによって、医師も医療も少しずつ変わっていく……それを願っています。

◉延命措置の決断

がんや認知症などで人生の最終ステージになったとき、どのような治療を受けたいでしょうか。また、延命治療を望むでしょうか。そういった意識についての調査報告「人生の最終段階における医療に関する意識調査について」（厚生労働省、平成26年3月）があります。それによると、「末期がんで食事や呼吸は不自由だが痛みはなく、意識や判断力は健康なときと同様に保たれている」場合（A）、「認知症が進行し、身の回りの手助けが必要で、かなり衰弱が進んできた場合」（B）

において受けたい治療についての回答は次のような割合でした。

（A）
・抗がん剤や放射線による治療……望む28・6％／望まない47・5％
・中心静脈栄養……望む18・8％／望まない56・7％
・胃ろう……望む7・9％／望まない71・9％
・人工呼吸器……望む11・1％／望まない67％
・心肺蘇生処置……望む16・2％／望まない68・8％

（B）
・口から水が飲めなくなった場合の点滴……望む46・8％／望まない40％
・中心静脈栄養……望む13・6％／望まない66・9％
・胃ろう……望む5・8％／望まない76・8％
・人工呼吸器……望む8・7％／望まない73・7％
・心肺蘇生処置……望む12・3％／望まない75・6％

また、過去の同調査では、「死期が迫っている（6か月以内あるいはそれより短い期間を想定）と告げられた場合の延命治療」について、平成10年では「望む16％、望まない15・9％、どちらかというと望まない51・7％」でしたが、平成20年では「望む11％、望まない37・1％、どちらかというと望まない33・9％」と、あきらかに「望まない」という意思をもつ人が増えています。

このように自身の延命治療は望まないという人が多いのですが、最期の過ごし方について家族できちんと話し合っていないのが実情です。それゆえ、いざというとき、家族は延命措置の決断を迫られます。

Tさんは、妹を乳がんで失いました。容体が急変して病院にかけつけたとき、医師は「もはや回復の見込みはありません。人工呼吸器をつければ1週間程度は生きられますが、何もしなければ死を迎えます。人工呼吸器をつけますか」と決断を迫りました。その場にいた親族は、「もういいです」と人工呼吸器をつけないことを望みましたが、Tさんは「妹は何もいえない、本人は生きたいかもしれない」という思いから、人口呼吸器をつけることを望みました。結果として、人工呼吸器をつけることになったのですが、家族間の気まずさ、Tさんの葛藤は続き、1週間後に亡くなりました。

また、Kさんは、70代のご主人が脳内出血で倒れ意識不明となりました。療養型病院に入院して、胃ろうによる栄養補給を行なうことになりました。しかし胃ろうで栄養補給をすると高熱が出るので、経鼻胃管栄養法になり、その後マスクによる酵素投与器がつけられました。1年経っても、心臓は動いていますが、意思疎通はできません。Kさんは、このまま同じ状態が続くなら延命治療を止めて楽にしてあげたいと思うようになりました。その思いを医師に告げたところ、

「いまの措置は延命治療ではないので、家族の意思でも止められません」と言われたのでした。

近年、嚥下障害のある高齢者など、介護施設でも胃ろうをすすめられることがあります。嚥下障害があると誤嚥性肺炎になる確率も高く、安全にかつ介護者の労力を減らすこともできるためです。

胃ろうとは、流動食をチューブを通して直接、胃に入れる方法で、局所麻酔と胃カメラで比較的容易にできる処置であり、状態が改善すれば胃ろうを取り除くことも可能です。ただ、治療をやめれば、死期を早めることにつながり、一度つけてしまうと継続されることが多いようです。

肺炎にならないためにといわれると、家族は最期のときのことを熟慮せずに、胃ろう造設に承諾をしてしまいますが、胃ろうをつくると栄養が改善して全身状態が改善されます。それは、家族にとってはうれしいことですが、植物状態となったり意識がなく寝たきりで3年、5年と続くと、家族の心理的、経済的な負担も増えてきます。

そういった状態は、前述したQOL（いのちの質）からみても、尊厳ある生とはいえないでしょう。しかし、一度延命措置を行なった場合、その治療を中止することは死期を早め、状況によっては医師が罪に問われることになる可能性もあります。

そこで、一定の条件のもとで治療を中止しても医師は罪に問われないと明確に法律で位置づける「終末期の医療における意思の尊重に関する法律案」の提出が検討されているといわれています。これは、いわゆる「尊厳死法案」とも呼ばれているようですが、日本では、「日本尊厳死協会」

は存在しても、法的に安楽死・尊厳死は認められていません。

ここで、安楽死・尊厳死事情についてみてみましょう。どちらも明確な定義はなく、国によってとらえ方は異なっているともいえます。たとえば、アメリカのオレゴン州の「尊厳死法」は、回復不能と診断されるなどの要件があった場合、医師が判断能力のある成人の末期患者の自殺を致死量の薬物を調剤・処方することによって介助することを容認するというもので、日本でいう尊厳死ではなく、ある意味、医師による自殺幇助《ほうじょ》という色合いがあります。

また、スイスでは、末期症状であること、判断能力がある本人の意思であり、突発的な選択の結果ではないことなどを要件に、安楽死が合法化されています。外国人の末期患者にも機会が与えられています。さらに、カナダの最高裁は「医師による自殺幇助を禁止する法律を違憲とし、安楽死を限定的に認める判決」を2015年2月に出しました。「自ら判断できる成人が命を絶つことに明確に合意し、重大で治療の見込みがない疾患があり、耐え難い苦痛を受けている場合、安楽死の選択を認めないことは個人の自由を侵害すると判断した」ということです。

安楽死・尊厳死問題は、外国では賛成派と反対派による議論を重ねた結果として法制化され、法律が可決しても、その後に否決されるということも実際にあります。その国・社会の事情、宗教的背景などもあり、安楽死・尊厳死を容認するか否かはさまざまですが、最期のあり方をめぐって、真摯に向き合う姿勢は評価できます。

日本では、近年、「終活」ブームが起きていますが、葬儀や墓、相続といったエンディングの準備だけではなく、最期のあり方に目を向けて考えることが必要と思います。一人ひとりが真剣にいのちのあり方を考え、その意見を反映させて、国として安楽死・尊厳死の法制化の問題を議論していくことが大事ではないでしょうか。

◉人はどのように旅立つのか

いのちには「臨界点」があると、緩和ケア診療所で看取りを続けている内藤いづみ医師は、述べています。

「赤ちゃんを産むときには、これが臨界点、これを超えたら出産というのがあります。それと同じで、ぎりぎりまで生きると、これ以上は生きられないという臨界点があるように思います」

この言葉を受けて、評論家の米沢慧氏は、「生誕と死は同じ場所で起きる異なるいのちの出来事としてみているのだ……。いのちの往きの相でたちあがり成長期の姿となる。一方、老衰期に向かう還りのいのちは、『これ以上は生きられない』という臨界点（寿命）として受け止められる。終末期とは、その不可逆的ないのちのドラマ表現ということになる」と語っています（『選択』2007年7月号「還りのいのち還りの医療」）。

死は、一線を引いて、それまでが「生」でそれからが「死」と区切れるわけではないともいわれますが、現世からあの世に往くスタート地点ともいえるのかもしれません。では、その不可逆的ないのちのドラマであるターミナル・ステージは、どのように描かれるのでしょうか。

日本ホスピス・緩和ケア振興財団では、アメリカのホスピスで患者さんの家族などに手渡される冊子（バーバラ・カーン著「Gone From My Sight」）を著者の快諾を得て、翻訳し『旅立ち――死を看取る』という冊子にしています。それを参考にして、死への旅立ちをみてみたいと思います。「すべての人は、死を迎えようとするとき、自分自身の独自性を保ちながら、最後の経験をしていきます。死はしかるべきときに、しかるべき方法で訪れてきます。死に方は、一人ひとり異なるのです」。本冊子の「はじめに」でこう述べられています。つまり、これからみるターミナル・ステージは、すべての人にみられるわけではなく、その人によって異なるということです。ただ、死の兆候は3か月前から1か月前に始まるとみられています。

‡死の3か月から1か月前――

人は、この世から身を引くようになっていきます。これが別れの始まりです。まぶたを閉じたまま、眠っている時間が長くなってきます。また、誰かと会話する必要が少なくなっていきます。死を迎えようとしている人にとって、言葉は重要でなくなっていきます。むしろ、スキンシップや沈黙のほうがより価値があるようになっていきます。

食事をすることは、私たちの身体を元気づける方法です。でも、身体が死の準備を始めたときは、食事量が減ることはごく自然なことです。食べられなくなっても大丈夫です。このときは、ほかのエネルギーが必要になっているのです。これからは、身体のエネルギーではなく、心のエネルギーがその人を支えることになるでしょう。

‡死の2週間から1週間前――

目を開け続けることができにくくなり、大部分は眠って過ごすことになります。新しい世界に足を踏み入れかけているのです。混乱がみられ、亡くなった家族に会ったり、話したり、見当違いが起きてきます。

身体の変化も起きてきます。血圧が下がり、心拍数が増減して変化します。手や足は青ざめたり、青白くなったりします。それは心臓が身体の中の血液を、これまで通りに循環させることができなくなったためです。あえぐような呼吸をしたり、呼吸のリズムが止まったり再開したりすることがあります。

‡死の数日から数時間前――

元気が出てくることがあります。見当違いが見られた人でも、てきぱきして話をするようなことがあります。

これは医学的にも認められて、「仲良し時間」といわれています。「仲良し時間」という言葉は、『死にゆく者からの言葉』（鈴木秀子、文藝春秋）に出てくる言葉でもあります。死が近い人が急に元気を取り戻して、あたかも回復したように思われる……この世を旅立つ前に、遺されるものと愛を分かち合う時間、神さまが与えてくれたギフトといえるかもしれません。

本冊子では、「この世界から次の世界へ移るのに必要な、心の力が与えられます。この力は、次の世界へ移る前に、一時的に身体を動かすことに使われます」と述べられています。

また、身体的には、血液中の酸素の量が減って、じっとしていられない状態が強くなることがあります。呼吸のリズムが遅くなったり、不規則になったりします。血圧は、さらに下がります。

やがて、呼吸が止まり、ほんとうの別れがやってきます。一度か二度の長い間隔をあけた呼吸に続いて、最後の呼吸がみられます。そして、身体は空っぽになってしまいます。身体の持ち主は、もはや重くてうまく動かなくなった乗りものを必要としなくなったのです。

そして、新たな町に入り、新たないのちへ移ったのです。


なお、旅立ちの前には、懐かしい人――すでに亡くなった両親やきょうだい、親族、友、知人など――が迎えにきてくれる「お迎え現象」が多くみられ、穏やかな最期を送ることができるといわれています。

見知らぬ世界へ一人で旅立つことは、不安で恐怖を感じる人も少なくありませんが、最期の瞬間には、ハピネスホルモンともいわれるエンドルフィンが脳のなかで分泌され、安楽な状態ともいわれています。

◉自らが倒れないために

家族は、死にゆくものの痛みや苦しみを共有すると述べました（16ページ参照）。大切な人の看護・介護は、身体的な負担だけではなく、心理的、社会的、経済的にも多くの負担を担うことになります。

毎日、病院に行って付き添うことによって、食事や睡眠は不規則になり、大切な人のいのちを想って心理的に痛みを感じます。自らの仕事や活動にも影響を及ぼし、入院費や医療費などの経済的な問題も出てきます。それらの負担や痛み、抱える問題に向き合ううえで、自ら倒れてしまわないために、自己管理も大切になります。

私の場合、パートナーが食事止めとなっているため、病室での飲食は絶対にしませんでした。病院泊まりで看護していたため、最低限の水分や野菜ジュースを待合室などでそっと飲み、夕方に外出した折、はじめて食事をとるという生活になっていました。睡眠は、夜中に何度も起きて、パートナーの状態を確認するため、熟睡もできません。

そんな身体にはよくない状況が半年続きましたが、風邪をひくこともありませんでした。それは、「気力」が支えてくれたと、振り返ってみると思います。

そもそも「気」という言葉は、ギリシャ語の「プシュケー」などと同じく、生命力や聖なるものとしてとらえられた気息、つまり息の概念がかかわっているといわれます。また中国思想や中医学などの用語の一つでもあり、「原気（元気）」（生命活動の原動力になる）や「真気（生気）」（人体の正常な活動を支える気）などという言葉があります。

このようにみてくると、気は、いのちを支える心のエネルギーといえると思います。また、息との関わりもあり、「呼吸を整える」ことが大事です。パートナーの看護で病院の簡易ベッドで寝ているとき、息が苦しくなって地獄に堕ちるような恐怖をおぼえたことがありました。たぶんストレスからきたのでしょう。そんなときは、深呼吸かつ腹式呼吸（ゆっくり鼻から息を吸うときに、お腹をふくらませて、ゆっくり口から息を吐きながらお腹をへこます呼吸方法）をすると、気持ちが落ち着きました。以来、不安定な心になると、そういう呼吸法を行ないました。

ただ、長期にわたる看護・介護の場合、気力だけでは乗り越えられないことも多いでしょう。そういうときは、社会的な支援制度を活用することです。たとえば、「介護休業」があります。これは「育児休業、介護休業等育児又は家族介護を行う労働者の福祉に関する法律」（以下、育児・介護休業法）として、育児または介護を行なう労働者の職業生活と家庭生活との両立が図られるよう支援することを目的とした制度です。

平成21年に改正（22年施行）され、要点は次のようなものです。

❖ 労働者は申し出ることにより、要介護状態にある対象家族1人につき、常時介護を必要とする状態ごとに1回の介護休業を取ることができます。対象となる家族は、配偶者（事実婚関係の者を含む）、父母および子、配偶者の父母、同居かつ扶養している祖父母・兄弟姉妹、孫。要介護状態とは、負傷、疾病または身体もしくは精神上の障害により、2週間以上の期間にわたって常時介護を必要とする状態をいいます。

ただし、日々雇用される者は適用除外で、期間を定めて雇用されると見込まれる場合に限って（例外がある）、介護休業を取得できます。また、使用者は、過半数組合または過半数労働者との労使協定によって、「継続雇用期間が1年を満たない者」「介護休業の申し出があった日から93日以内に雇用関係が終了することが明らかな者」「1週間の労働日数が2日以下の者」を制度の適用除外とできます。

❖ 介護休業の期間は、同一の対象家族については通算して93日（3か月間）まで、要介護状態が生じるたびに1回ずつ、複数回に分けて取得できます。

❖ 事業主には、休業中の賃金の支払いは義務づけられていません。ただ、休業期間中の所得保障として、雇用保険法により、一定の要件の下で介護休業給付金が支給されます。給付金の額は、休業前の賃金の40％に相当します。また、休業期間中も社会保険・労働保険の資格は継続します。

また、平成21年の改正によって、新たに「介護休暇」が創設されました。これは、要介護状態の家族（範囲は介護休業と同じ）の介護、通院の付き添い、介護サービスの提供を受けるために必要な手続きの代行、その他の必要な世話を行なう労働者は、事業主に申し出ることによって、年5日（対象となる家族が2人以上の場合は年10日）を限度として、休暇を取得することができます。事業主は、労働者からの介護休暇の申し出を拒むことはできません（例外がある）。

さらに、介護する労働者は、時間外労働の制限や深夜業の免除の措置を請求することができます。また、介護休業を取得せずに介護している労働者に関して、労働者からの申し出によって、連続する93日間以上の期間について、所定労働時間の短縮、フレックスタイム制または時差出勤の措置を講じなければなりません。

該当する方は、法的に認められた制度を活用して、自らをいたわる時間をつくるのも一つの方法です。

また、心のケアも大切です。看護・介護する人がほっと一息つける場がいろいろと誕生しています。たとえば、「NPO法人介護者サポート　ネットワークセンター・アラジン」では、2002年から介護者や高齢者、また認知症になっても地域で安心して暮らしていかれるように、地域で集う場をつくって支援する活動を行なっており、東京・杉並区には「ケアラーズカフェ」があります。

このようなコミュニティカフェは、自治体も参画しており、新宿区「ほっと安心カフェ」、目黒区「コミュニティカフェあおば」、港区麻布地区「ちょこっと立ち寄りカフェ」などがあります。

このような家族介護者の集いの場は各地に多様に存在しているので、同じ体験をしているもの同士が語り合い、情報交換することは、心のケアになるとともに、体験者の知恵を得る場ともなります。

◉良き看取り、別れのために

「看取り」は、死期まで見守ること、看護することという意味があり、古くから「取り見る」という言葉で示されていたようです。たとえば、『万葉集』では山上憶良の「家にいて母が取り見ば慰むる……」という短歌があります。

日本での看取りの移り変わりをみると、仏教の往生思想による臨終所作として宗教的な領域で長く伝えられましたが、明治時代になると家族の問題となりました。その後、国策として女子教育の「家政」のなかで位置づけられ、家事を担う女子が看取りの技術や知識を身につけるものとして、家政学の教科書にも看取りの作法が掲載されていました。つまり、看取りは、家や地域社会に継承され、看取りの文化があったのです。

ところが、近年、「死」をめぐる環境が大きく変わってきました。かつては、慣れ親しんだ自宅で家族に見守られながら、自然な死を迎えていました。その情緒的な死は、医学の発展とともに、延命が可能となり、科学的な死へと変わり、看取りの場は自宅から病院へと移り変わりました。さらに、今後、超高齢社会になるとともに、病院だけではなく、施設での看取り、また国の施策による在宅ケアの推進とともに在宅での死も増えていくことでしょう。ただ、「在宅死」といっても、かつてのような家族で見守られた情緒的な死に戻るわけではありません。

医学の発展とともに浮上してきた延命措置の問題、家族や地域社会の変化による独り死の増加、在宅ケアの推進といっても訪問看護・介護のシステムが十分に整備されていない実情……いまの時代、人生の完成期である最期のあり方は、とてもさびしい光景が描かれているのです。

一方、看取るものが担う重さも大事な問題です。老老介護、看取る娘や息子、さらには孫が離職せざるをえない、いわゆる介護離職問題も浮上しています。看取るものが高齢であれば、自らの健康や体力の衰えや先行きの不安、娘や息子の場合は、仕事との両立や社会的・心理的ストレスを抱えることが多いのです。さらに、パートⅡでお話するように、医師やコ・メディカルとの関係に心を痛めることも少なくありません。

また、看取られるもの（一人称）と看取るもの（二人称）との関係性の問題もあります。日本福祉大学の在宅ターミナル研究会が行なった調査によると、独り暮らしや配偶者と2人で暮らしているケースは在宅死が多く、家族と同居しているケースは病院死が多い傾向にあるという結果が出ました。それは、子世帯との同居の場合、家族の負担になる、迷惑をかけるからという理由があるとみられています。厚労省の調査報告書でも「家族の介護などの負担が大きいから」という理由で自宅以外の場所で最期まで療養したいという人は約84％にものぼるという結果が出ています（「終末期医療に関する調査等検討会報告書」２００４）。

その人らしい人生の幕を閉じる場について、自らの思いより家族のことを配慮して考えてしまうのは、日本人の特徴かもしれませんが、ある意味、哀しい決断ともいえるでしょう。

でも、家族の看護・介護、そして看取りは、決して、家族にとっては負担だけではない、気づきもあるのです。

・妻の介護と援助で親子の絆が強くなった。
・高齢の親に少しだけでも親孝行することができたと思う。
・要介護者との良い思い出になったと感じる。
・要介護者がその人らしく生きられたことがよかった。
・自分を人間的に成長させる良い経験になった。

これらは、家族を介護した人たちの言葉です（「全国国民健康保険診療施設協議会」による介護家族者向けの実態調査より、平成24年3月）。

看取るものにとって、大切な家族の思いに添って、その人らしい終末期と最期を迎えることができるのは、悔いなく、大切な人とのよい訣別になるのです。

良き看取り、良き別れのためには、どこで、どのような過ごし方をして、どのように人生の幕を閉じるのか……看取られるものと看取るものが、ふだんからよく話し合っておくことが大切です。

「死ぬことを話すなんて縁起がわるい」など、死を語ることが長くタブー視されてきましたが、医療従事者や介護職者におまかせしない、自ら、また家族とともに「死を創る」時代となったいま、誰にでも訪れる死、看取るものもいずれは看取られるものとなることをふまえて、看取りについて語り合うことが必要になっているのかもしれません。

のちほど（163ページ）お話しますが、看取るものには、グリーフ（死別悲嘆）があり、必ずと言っていいほど、「自責感」をおぼえます。「もっと話をしておけばよかった」「もっと看護・介護を十分にしておけばよかった」「あのとき、こうしていれば……」など、自分を責めてしまう気持ちが生まれてきます。

それは自然な心のありようなのですが、そんなとき、精一杯看護・介護を行なった、看取りをしたという思いをもつことで、やわらいでくるものです。

大切な人の看取りと別れは、そのときはつらく悲しいものですが、やがて良き思い出となり、大切な人との絆も深まります。ぜひ、良き看取りと良き別れをしていただきたいと思います。

パート
II

医師、コ・メディカル・スタッフとどう付き合うか

――医療現場の実態

◉患者は医師を選べない？

「主治医」「担当医」「かかりつけ医」という言葉が使われますが、どのように違うのか、最初に患者にかかわる医師という基本的なことからみてみましょう。

「主治医」とは、患者さんの疾患の診療方針全般に対して責任をもっている医師のことで、担当医と同じ意味で使われることが多いようです。ここでは、複数の科にかかっていることも多いので、主治医と表記するべきところ以外は担当医と記すことにします。

なお、いまは複数の医療者によって構成される「チーム医療」が行なわれるところも増えており、その場合は複数の医師によって一人の患者さんを担当することもあります。必ずしも一人の担当医と患者さんという関係にはならないということです。大学病院や総合病院、クリニック・診療所など医療機関の規模によって、一対一の関係になるのかどうか、違いがあるといえます。

また、外来診療を受けていた患者さんが同じ病院に入院したとき、外来のときの担当医とは別の医師が担当医になることもあります。私のパートナーの場合、某大学病院で呼吸器内科にかかっており、原因不明の肺炎で入院しましたが、入院後は4名の医師によるチーム医療でした。そこには外来の担当医は含まれていませんでした。この場合、入院後も外来の担当医を希望しても、決定した担当医の変更は病院の効率的な運営ということから希望を受け入れられることはむずかしいといわれています。

一方、「かかりつけ医」とは、特定の専門医ではなく、患者さんの健康状態や病歴など、ふだんから患者さんの心身について把握し、健康管理にもアドバイスをしてくれる医師のことで、近年、かかりつけ医制度が提唱されています。欧米では、「家庭医」の制度があり、日本でも、何かあったときに相談できて、もしものときは専門医を紹介してくれる、いわゆるホームドクターのような存在を地域でもつことが勧められています。

一般に、風邪をひいたり、胃腸の調子がわるい、血圧が高いなど、何かしらの疾患で受診し、そういうときに診てもらう医師をかかりつけ医と考える人が多いのですが、本来のかかりつけ医は、何かあったときに相談できて信頼関係がある存在なのです。そういう意味で、かかりつけ医制度は、日本ではまだ根づいていないとみられています。

さて、担当医は、どのように決まるのでしょうか。一般的に、体調がわるくなって、住まいや職場の近くの医療機関にかかりますが、初診でかかった医師が担当医になってしまいます。もちろん、どの医師にかかればよいのか、医療機関のホームページでチェックしたり、いわゆる「名医」に診てもらいたいと事前に調べて紹介状をもらうなどをして、予約をすることもあります。いずれにしても、事前にどのような医師なのか——患者にどのように接して人間的にどういう医師か——という情報は少なく、実際に診療を受けて、はじめて「こういう医師なのだ」とわかるわけです。

では、そのとき、または診療を受けながら、医師の対応に疑問をもったり、他の医師に診てもらいたいと思った場合、どうなるでしょうか。

一つの例ですが、パートナーが脳神経外科にかかったときのこと。たまたま初診で診てもらった医師が担当医となりました。家族としては検査の結果や今後のことなど、不安を抱え、いろいろと聞きたいことがあります。しかし、医師は検査結果について、最低限の情報を話してくれて「症状がわるくなったら来てください」という言葉で終わり、あとは薬の処方箋を出すだけでした。不安や心配していることを問うなど、コミュニケーションをとる雰囲気はなく、医師にものおじせずに話す私でさえ、話を切り出すことに二の足を踏んでしまいました。

私のなかでの問いはそのままの状態で消化不良となり、このままではいけないと思って、担当医を変えたい旨を看護師に申し出たところ、基本的には変更はできないという口ぶりで、担当医の承諾をとってほしいとのことでした。担当医に、正面切って「あなたの態度は……」とはさすがにいえず、セカンドオピニオンをとって、別の専門医の意見を聞くことにしました。

セカンドオピニオンとは、主治医・担当医の説明で診断や治療方針に不安や疑問があった場合、他の専門医の意見を聞くことができる（第二の意見）という制度です。主治医・担当医には、別の医師の意見を聞きたいと言ったら信頼していないと思われるのではないかと思って、言い出しにくいこと、元々の担当医から提供される紹介状や医療情報（診断の経緯や検査の画像など）が必要なことなどから、現実には利用度は高くありません。でも、社会的に認められている制度であり、セカンドオピニオン外来も登場して徐々に浸透してきています。

ただ、セカンドオピニオンは、専門医の意見を聞くことはできますが、診察や治療はできません。セカンドオピニオンを受けた病院で診療や治療を受けたい場合は、その病院で受け入れてもらえるかを確認して、一般外来を受診するというゼロからのスタートになります。なお、パートナーの場合は、セカンドオピニオンでも納得できる意見を聞くことができず、少し経つと、担当医は病院を辞めて担当医が変わってしまいました。

もう一つのケースを紹介すると、5年ほど前に大腸がんの転移で亡くなった母の場合では、医師の対応に疑問を持って転院を考え、大腸がん治療に実績のある医師に診てもらいたいと考えました。病院で予約をしたい旨を伝えると、名医として知られるその医師の予約は5か月先までいっぱいです、とのこと。再度、交渉の連絡を入れると、これ以上の予約は受けないことになりましたと言われてしまいました。近年、テレビ出演したり本を出したり、その分野で名が知られるようになると、患者さんが殺到するのです。患者さんと家族の思いは誰でも同じで、疾患を治してくれる医師に診てもらいたいものです。そういう背景があることはわかりますが、家族としては大きな落胆でした。

このようにみてくると、患者と家族は、医療機関はある程度(自由にとはいえないので)選ぶことはできても、医師は自ら納得して選ぶことはほぼできないといえるのではないでしょうか。

◉医師との付き合い方

医師と患者の関係は、以前、「パターナリズム」と指摘されていました。パターナリズムとは、強い立場にある者が弱い立場の者の利益になるようにと、本人の意志に反して行動に介入・干渉することを意味し、日本語では「父権主義」ともいわれます。

１９７０年代はじめ、医療社会学者のエリオット・フリードソンは、医者と患者の権力関係をパターナリズム（医療父権主義）として問題提起しました。医師からみれば患者は医療について無知であり、自分では正しい判断がくだせません。それゆえ、医療行為において、医師は患者より優位な立場にたつわけです。日本では、かつて「お医者様におまかせする」という風潮がありましたが、パターナリズムの一つの現われといってよいでしょう。

ところが、欧米では１９７０年代に市民の権利が高まるとともに、患者の権利がクローズアップされるようになりました。73年にはアメリカ病院協会が「患者の権利章典」を提唱し、患者の知る権利と自己決定権が示されたのです。さらに81年には世界医師会総会で「患者の権利に関するリスボン宣言」が採択され、選択の自由の権利、自己決定権、尊厳を得る権利（尊厳のある安楽な死も含めて）が提唱されました。

日本にも70年代後半に、患者の知る権利として「インフォームド・コンセント」が紹介されました。インフォームド・コンセントとは、一般に「説明と同意」と訳されますが、医師は十分に説明を患者に行ない、患者はその説明を受けて納得したうえで診療内容に同意するという意味です。また、患者は自身の病状等について知る権利だけでなく、医師に質問したり、医師の提案を拒否したり、同意しても撤回できる、さらに知る権利を放棄する権利もあるといわれています。

つまり、患者は「お医者様」とあがめるのではなく、自身の医療情報について知り、治療内容等について十分に話し合って、自己決定することが認められているのです。それゆえ、患者は医師とどうコミュニケーションをとるか、逆に医師は患者とどうコミュニケーションをとるかが大事な問題になっています。

医師でありジャーナリストでもある富家孝氏は、「いい医療は、患者と医者の信頼関係から生まれる。名医というのは探すものではなく、患者が育てるものだ」と語っています。では、患者は、どのように医師と対話すればよいのでしょうか。信頼関係を築くためには、相手の話をよく聞いて共感する、相手の気持ちに寄り添うというカウンセリングマインドが大事です。つまり、医師の言葉をよく聞いて確認し、医師の考えをわかろうとすること。そういう患者の思いは医師に通じて支援する気持ちも高まってきます。最後はやはり「ありがとうございます」を伝えましょう。医師も人間ですし、感謝の言葉はうれしいものです。

また、「先生におまかせします」というのではなく、自身の身体について真剣に考えて医師と向き合うと、医師は患者を本気で助けたい、治療したいと思うものです。具体的には、事前に医師に聞きたいことを整理してメモなどにまとめる、どうしても医師との対話が苦手な人は、信頼できる人や家族に同行してもらうのも一つの方法です。

一方、医師は、自身が患者になったときを考えて、やはりカウンセリングマインドをもってほしいと思います。とくに、病名や病状の「告知」の場では、患者と家族の心理を配慮することが重要です。たとえば、がん告知やいのちにかかわるわるい知らせの場合、告知を受けた患者と家族は大きなショックを受けて、頭のなかは真っ白になってしまうものです。そういう心のありようを考えて、説明はわかりやすく、治療方法や今後のことには希望をもてる情報も提供してほしいものです。

なお、患者・医療者双方のコミュニケーション能力を高める活動を行なっているNPO法人として「ささえあい医療人権センター（COML）」（大阪）があります。たとえば、医療者を対象として、「模擬患者活動」「医療スタッフのための患者対応セミナー」などを行なっています。模擬患者活動とは、医学・看護学教育に参画しているもので、患者・市民の立場の模擬患者が性格や生活環境などを詳しく設定した患者になりきって、医学生・研修医などと模擬診察を行なって、感じたことをフィードバックするというコミュニケーション・トレーニングです。

一方、患者も自身のいのちを守るために賢くなることです。COMLでは次のような「新・医者にかかる10か条」をかかげています。

①伝えたいことはメモして準備
②対話の始まりはあいさつから
③よりよい関係づくりはあなたにも責任が
④自覚症状と病歴はあなたの伝える大切な情報

⑤これからの見通しを聞きましょう
⑥その後の変化も伝える努力を
⑦大事なことはメモをとって確認を
⑧納得できないときは何度も質問を
⑨医療にも不確実なことや限界がある
⑩治療方法を決めるのはあなたです

最後に、一番大事なことは、コミュニケーションのスキルというより、いのちについて、医師も患者も家族も、ともに真摯に考えて話し合うことではないでしょうか。医師にとっても患者・家族にとっても、いのちの重さと大切さは変わりないのですから……。

◉主治医・担当医を変える決意も必要

主治医・担当医の変更の希望は、病院の効率的な運営という観点から受け入れられることはむずかしいと前述しましたが、医師として、人間として、とってはいけない対応や言ってはいけない言動を受けたら、見過ごすことはできません。私のパートナーの場合の話をしましょう。

最初に入院したのは某大学病院でした。外来の担当医とは異なり、4名のチーム医療で、はじめてお世話になる医師たちでした。ただ、チーム医療といっても、主に担当してくれる医師が一人いて、検査の結果や病状の説明は、ほとんどその医師でした。説明を受けたいときや相談があるときは、看護師に伝えると、時間をとってくれ、病室にくるとパートナーに「具合はどうですか」と必ず声をかけてくれました。主治医といえる存在でした。

ただ、急性期病棟だったため、長期に入院することはできません（78ページ参照）。完治はしなくても、症状が多少安定し始めると、看護師からも医師からも、「これからどうされますか？」と聞かれます。つまり、ここにはいられません、これから在宅で看護するか、他の病院や施設に行きますか、ということです。急性期病棟では長く入院はできずに3か月が目安であること、そして転院するまでのプロセスは、長くなるので後述しますが、パートナーの3か月という期限は年末にかかったため、少しオーバーして年明けに「医療療養型病院」に転院しました。

転院すると、すでに主治医は決まっており、看護師から伝えられて、主治医から今後の治療方針や病院での対応についての話がありました。

パートナーは、大学病院に入院している間に、ターミナル（終末期）といわれて、その後奇跡的に小康状態となりましたが、完治してもとのように回復することはできない旨を医師から告げられていました。それゆえ、転院後の医師が「苦しまないで安らかに最期を迎えさせる」ことを第一にすると言ったとき、それほど違和感もなく、話を聞いて、パートナーが苦しむような延命治療はしないという方針に同意したのです。

その後、主治医はほとんど回診に来てくれなかったのですが、看護師から容体や日々の状態は伝わっているということでした。また、パートナーの容体にも大きな変化はなかったのです。ただ、口から栄養を摂ることはできずに、胸につくったポートから高カロリーの中心静脈輸液によっていのちのエネルギーを得ていました。

疾患は、死亡後にわかったことですが（それまでは原因不明の肺炎と告げられていた）、間質性肺炎であり、高齢でもあったため、誤嚥による肺炎に十分留意して、喀痰の吸引を日に何度もしなくてはなりませんでした。それは、夜中でも必要であり、私が吸引するわけにはいかないので、喀痰が出てきた様子をみるとナースコールを押しました。

ある日のこと、パートナーが発熱して容体がよくなかったため、ナースコールを押して主治医を呼んでほしい旨を伝えました。ところが主治医はその日は欠勤だったため、他の当直医でもよいので診てほしいと頼んだのです。当直医は、来てくれましたが、様子をみましょうということになり、その後、パートナーの容体も落ち着いてきました。

翌日、主治医が病室に訪れました。パートナーの前で、「どうですか」と聞いたあと、「これ以上、よくなることはないから。もう歳だし、低空飛行だから……」と語り出したのです。私は、この人は患者の前で何を言っているのだろうと驚愕するとともに、これ以上、話をさせないよう、パートナーの状態について聞きたいことも聞かずに、話の方向性を変えました。

主治医が病室を出たところで、やはり聞いておきたいことがあり、追いかけて行って、質問をしようと思ったときのことです。

「もう低空飛行だから、いつどうなっても仕方がないね」といい、さらに、「当直医は何もわからないのだから、騒いで呼んでもだめだよ。それに、あなたね、あまりナースコールを押すから、看護師が他の患者さんをみることができないっていうんだよ。夜は看護師一人で7～8階の患者さんを全部みているんだから……あまり看護師さんの邪魔をしないでほしいんだよ。だいたい、この病院で泊まっている家族はいないんだよ、あなた一人なんだから。個室でそれなりの費用をもらっているから仕方ないけど……」

私は、頭から冷や水を浴びせられたというか、あまりの言動に言葉を失いました。ただ、その言葉は心外です、私がそんなに邪魔をしているとは思ってもいませんでした、とやっとのことで言葉にしました。

そのあと、涙が止まりませんでした。もうナースコールを押すのも怖い、私はここにいてはいけないのか……。混乱のなかで、自分の心を整理することもできず、またパートナーの前で泣くこともできず、病室の隅で、ただただ声を押し殺して泣いていました。

パートナーの容体は、あまりよくなく、たしかに、いつ旅立ってもおかしくない状況だったのです。そんな状況で、家族も動揺しているなか、なぜこのような心を乱される言動と対応をされるのか……。医師も看護師も、ターミナルのときこそ、患者とその家族を気遣い、ケアするべきなのに……。私の専門は死生学であり、その人らしく生きてその人らしく旅立つためのターミナルケアを大事に考えていました。

「あの医師には、大切なパートナーを看取ってほしくない」と思った私は、翌日、看護師長に面談を依頼し、事の次第と自身の思いを伝え、主治医を変えてほしいと申し出ました。看護師長は、事務長を呼び、医師本人の確認をとり、善処したい旨を話してくれました。

間もなく、主治医は変わりました。新しい主治医は、毎日のように回診に来てくれて、パートナーに励ましの言葉をかけてくれました。その後、意識がなくなったことがあったのですが、ほんとうに真摯に向き合ってくれて、5日ぶりに意識を取り戻したのです。そのとき、主治医を変えて、よかった、と心から思いました。

さて、もしみなさんが主治医を変えたいと思ったときは、泣き寝入りをせずに、看護師長に申し出るとよいと思います。または、病院によっては病院や医療に関する心配や悩みの相談に応じてくれる「医療相談室」があるところもあります。いのちにかかわる疾患の場合、主治医の対応によって大切な人の死が早まったり、またはミスはなくても患者と家族の心を傷つけ、死別後、家族には医師に対する怒りをおぼえることも少なくありません。大切な人との訣別のとき、悔いの残る看取りはしたくないものです。

◉いのちを守るために、もの申すこと

医師とのコミュニケーションについて、いまは患者の権利がうたわれ、十分な説明を受けてから、納得して同意するインフォームド・コンセントが常識となっていることを述べましたが、や

はり「医師とは思うように話せない」「苦情なんていえない」という人が多いのではないでしょうか。

　でも、自分のいのち、大切な人のいのちを前にしたら、決して泣き寝入りはしてはいけないと思います。私は、若い頃から、自分の受ける医療について知るべきだと思って、治療の内容や処方される薬についても詳しく尋ねてきました。医師によっては、いやな顔をしたり、「他の病院に行ってくれ」と言われたこともあります。でも、自分のいのちは自分で守ること、おまかせして「運がわるくて取り返しのつかないことになった」としても医師は責任をとってはくれません。

　そういう医師にも意見を言ってしまうタイプゆえ、母が大腸がんの告知を受けたときも、治療の決定のときも同席しました。母は年一回の便検査によって潜血があり、精密検査をしたところ、初期の大腸がんと発覚したのです。さまざまな検査をして、転移はなく、初期のため内視鏡的治療（内視鏡によってがんを切除する）ということに決まりました。

　手術の日が決定し、私たちきょうだいは病院で、手術室に入る母を見送りました。ところが、30分も経たないのに、手術室からベッドに乗せられた母が出てきたのです。母の意識ははっきりしており、「どうしたの？」と聞くと、「できないんだって……」とのこと、続けて「いつもの先生ではなくて、若い人だったよ」と母は語りました。

　状況がわからず、私はナースステーションに行って、事情を説明してほしいと申し出ると、「医師は診療中で対応できません。診療が終わるまで待っていただければ対応するとのことです」。

数時間待って、医師が3名、私たちきょうだいの前に座りました。医師たちは、母の大腸がんについての説明を始めました。

要するに、キノコのように盛り上がったポリープ型ではなく、下の粘膜のほうへ浸潤するタイプなので、内視鏡で切除すると筋層を傷つけてしまう恐れがあって、中止したとのことでした。

事前にさまざまな検査をして、がんのタイプについては把握していたはずではないのか。新人のスキルのない医師に手術をさせようとしたのではないか……、私は、疑問に思ったことを問いましたが、事前にはわからなかった、チームで対応した、と答えるだけでした。

今後は、あらためて治療方針を決めるという医師に対して、私はここで母の治療をお願いしたくはありませんという言葉を返しました。そして医療情報の提供を申し出ると、「セカンドオピニオンをとるのですね?」との返答。「いいえ、転院します」と私は断言しました。医師側は、あくまでセカンドオピニオンですね、戻ってきてもよいですよ、と対面を保つようにいいました。しかし、信頼できない病院や医師に大切な母のいのちを預けることはできなかったのです。

パートナーの場合にも、医療サイドにもの申したいことがありました。パートナーは、口から栄養を摂ることができず、「お楽しみ」ということでアイスクリームだけ口に入れることができた状態のときです。誤嚥しにくいという「溶けないアイス」の情報を聞いて、インターネットで調べて、介護食用に販売されているものを見つけて取り寄せていました。パートナーにとっては、唯一、口にできて冷たい感触を楽しめるひとときです。一日に数回、口にすることを担当医から許されていましたが、私が与えることは禁止され、看護師さんに託すように言われていました。

喉が渇き、「アイス、アイス」とパートナーが言うとき、私はナースコールを押して、看護師さんに与えてもらうことになるのです。しかし、看護師さんは多忙です。もちろん、パートナーだけの看護をしているわけでなく、現場にいてみていると、あちらでもナースコールがなり……という状態でした。

各フロアーに数名の看護師がいて、日によって担当の看護師が変わります。担当の看護師さんが忙しいときや見当たらないときは、別の看護師さんに頼むのですが、ナースコールで病室に来てくれても「少し待ってね……」といって数時間、「あと10分待って」といって1時間待つのです。喉の渇きを潤したいパートナーの望みをかなえてあげられない自分が悲しく、いらだちを覚えていました。

また、パートナーは、寝付きにくいため、毎日、睡眠導入剤を服用していました。ある日のこと、午後6時近く、間もなく食事の時間です。といってもパートナーは食止めなのですが……食事時間になると看護師さんが忙しくなるからでしょうか、担当の看護師さんは睡眠導入剤をパートナーに服用する準備を始めたのです。

「まだ寝かせる時間ではないでしょう、パートナーはモノではなく、人なんですから」という私の言葉に、看護師はあわてて手を止めました。

「パートナーは、私の大切な人、モノ扱いしないで……人間らしくケアして……」、涙がこぼれ

郵　便　は　が　き

料金受取人払

麹町局承認

6889

差出有効期間
平成29年2月
28日まで
(切手不要)

102 - 8790

108

(受取人)
東京都千代田区富士見 2-2-2
東京三和ビル

彩流社 行

●ご購入、誠に有難うございました。今後の出版の参考とさせていただきますので、裏面のアンケートと合わせご記入のうえ、ご投函ください。なおご記入いただいた個人情報は、商品・出版案内の送付以外に許可なく使用することはいたしません。

◎お名前《フリガナ》　　性別　男 女　　生年　年

◎ご住所　都道府県　市区町村

〒　TEL　FAX

◎ E-mail

◎ご職業　1. 学生（小・中・高・大・専）2. 教職員（小・中・高・大・専）
3. マスコミ 4. 会社員（営業・技術・事務）5. 会社経営 6. 公務員
7. 研究職・自由業 8. 自営業 9. 農林漁業 10. 主婦
11. その他（　）

◎ご購読の新聞・雑誌等

◎ご購入書店　書店　都道府県　市区町村

愛　読　者　カ　ー　ド

●お求めの本のタイトル

●お求めの動機　1. 新聞・雑誌などの広告を見て（掲載紙誌名→　　　　　　　　　）
2. 書評を読んで（掲載紙誌名→　　　　　　　　　）3. 書店で実物を見て　4. 人に薦められて
5. ダイレクト・メールを読んで　6. ホームページなどを見て（サイト名ほか情報源→
　　　　　　　　）7. その他（　　　　　　　　　　　　　　　）

●本書についてのご感想　内容・造本ほか、弊社書籍へのご意見・ご要望など、ご自由にお書きください。（弊社ホームページからはご意見・ご要望のほか、検索・ご注文も可能ですのでぜひご覧ください→　http://www.sairyusha.co.jp.）

●ご記入いただいたご感想は「読者の意見」として、匿名で紹介することがあります

●書籍をご注文の際はお近くの書店よりご注文ください。
お近くに便利な書店がない場合は、直接弊社ウェブサイト・連絡先からご注文頂いても結構です。

弊社にご注文を頂いた場合には、郵便振替用紙を同封いたしますので商品到着後、郵便局にて代金を一週間以内にお支払いください。その際 400 円の送料を申し受けております。

5000 円以上お買い上げ頂いた場合は、弊社にて送料負担いたします。

また、代金引換を希望される方には送料とは別に手数料300円を申し受けております。

ＵＲＬ：www.sairyusha.co.jp
電話番号：03-3234-5931　ＦＡＸ番号：03-3234-5932
メールアドレス：sairyusha@sairyusha.co.jp

てきました。看護師さんの扱いについて、もう少し人間らしいケアをしてほしいことは、看護師長にお話しました。それ以降、看護師さんは、どのようなことを望んでいるのかと、私に聞くようになったのです。

またある日のこと、パートナーの嚥下能力を検査するため、耳鼻咽喉科の担当の人たちが病室を訪れました。検査のあと、「嚥下能力はよくないですね。高齢だし、訓練してもよくならないでしょう。あとは自然に老衰していくだけ……」と、パートナーの前で言うのです。その配慮のない言葉に、私は唖然としました。担当の人たちが帰ったあと、パートナーはつぶやくように「死ぬしかないのかな……」と言いました。私は返す言葉もなく、ほどなく「そんなこと言わないで、私が守るから……」と涙ながらに伝えたのです。

医療者の患者や家族を気遣うことのない言動や対応は、私としてはそのまま放置できず、看護師長やソーシャルワーカーに、そういう対応や言動は患者と家族を傷つけること、医療の現場であってはならないことを伝えました。

さて、もの申す場合は、感情的にならないこと、客観的（冷静に）考えて、患者のケアのうえでおかしいと思うことについて、きちんと意見を述べることが大事です。単なる文句や愚痴になってしまっては、こちらの意図が反映されません。

なお、苦情相談や支援を行なっている「ＮＰＯ法人　患者の権利オンブズマン」があります。ホームページから、どのような立場からどのような支援を行なっているのか、紹介しましょう。

・患者・家族が苦情の相手方である医療機関・福祉施設などの関係者と直接話し合い、苦情が適切に解決されるように支援する「自立支援」の立場で実施している。患者になり代わっての相手方との話し合いや損害賠償等の交渉は行なわない。
・相談は無料、面談相談を受け付ける。電話、手紙、FAX、メールによる相談は行なわない。
・所定の研修を受けた市民相談員と法律専門相談員（弁護士）が当番制で担当。相談員は無報酬でボランティア。
・苦情解決のために患者・家族が行動するうえで何らかの支援が必要と判断される場合は、同行支援を行なう。

相談窓口は、現在、福岡、熊本、東京にあります。

なお、相談内容で多いのは、「治療等への不審（説明不足を含む）」「手術等への不審」「死亡原因への不審」「診断等への不審」「補償請求（治療の継続・治療費の返還を含む）」「患者対応・接遇への不満」などがあります。

家族だけでは対応できない場合には活用するとよいでしょう。

◉コ・メディカルと上手に付き合って看護のコツを知る

「コ・メディカル」とは、医師（歯科医師も含めて）のもとで業務を行なう医療従事者のことで、具体的には、次のような職種の人たちが該当します。

看護師／病院勤務の薬剤師／臨床検査技師／診療放射線技師／管理栄養士／保健師／介護福祉士／社会福祉士／精神保健福祉士／臨床心理士／理学療法士／作業療法士／言語聴覚士／視能訓練士／救急救命士、その他（歯科衛生士、助産師、歯科技工士など）

前述しましたが、医療現場では多職種の医療従事者がチームを組んで、一人の患者さんをケアするチーム医療が推進されており、コ・メディカルを活用する仕組みづくりが進められています。一般的に疾患の治療は医師を中心にして行なわれても、患者さんのケアや生活支援はコ・メディカルが担っています。患者さんの疾患や病状によっても異なりますが、一般的には看護師、介護職、管理栄養士や薬剤師、リハビリテーションが必要な人は各種療法士との接点が多いでしょう。

パートナーの場合を例にみると、最初の急性期病棟では看護師によるケアが中心であり、車椅子に乗って検査に行くときなどはワーカーさんといわれる人がケアしてくれました。転院した医療療養型病院では療養という特性から、看護師と介護職が半々の割合でケアにあたっていました。医師との付き合い方も大事ですが、看護師や介護職といったコ・メディカルとの付き合い方にも気を配る必要があります。コミュニケーションをとることによって親近感や信頼感が生まれ、看護・介護のコツを知ることもできるのです。

最初にコミュニケーションについてみてみましょう。やはり、挨拶は欠かせません。朝に出会ったら「おはようございます」、日中ならば「こんにちは」「お世話になっております」など、基本的な挨拶の言葉でよいのです。私は、病院に寝泊まりしていたので、病院から外に出るときはナースステーションに行って「外出しますので、その間、よろしくお願いします」と言葉をかけていました。

看護師さんや介護職の人の忙しさの状況をみながらですが、雑談もしました。たとえば、パートナーはどんな人生を送ってきたのか、どのような趣味や嗜好をもっているのか……ワインが好きでソムリエスクールにも通ったこと、海外旅行やジャズが好きだったこと、毎日1時間以上公園を散歩して「115歳まで生きる」が口癖だったこと等々を話しました。

看護師さんや介護職の人は、そんな雑談のあと、必ずと言っていいほどパートナーに「早くよくなって、散歩しましょうね。ワインも飲めるようになりますから……」などと語りかけてくれ、その場の雰囲気もなごやかになりました。私も、無理ということはわかっていても、元気になっていくような錯覚をおぼえながら、微笑んでいました。そんな会話から親近感も生まれ、看護師さんとパートナー、そして私との関係もよくなっていきました。

看護師さんだけではなく、食事やお茶、朝のタオルを届けてくれるワーカーさんや日々、部屋の清掃をしてくれる人とも会話を交わすと、それぞれ大切な人を喪った体験をもち、私の悲しみをなぐさめてくれたのです。

また、看護師さんや介護職の人が患者さんをケアする様子や手順をよくみることも大事です。

たとえば、ベッドから車椅子に移動する手順、寝ている状態が多いと褥瘡《じょくそう》（長く病床にあると、身体がベッド等にあたる部分がただれたり、傷ができたりすること）になるので、2時間ほど経つと体位を変えますが、その手順とコツ、さらにパートナーの場合、最初はミキサー食で誤嚥を防ぐための食べ方を見守る必要がありました。看護師さんには、その注意点も尋ねて、一口の分量や飲み込みの確認の目安を教えてもらいました。

患者さんのケアや生活支援は、専門職の看護師さんや介護職の人にまかせますが、家族でもできる、家族だからこそできることもあります。私は、寝たきり状態が続くと、身体がかたくなってきて手や脚の伸縮に支障が起きることがあることを聞いて、ときおり、手や脚を動かしたり、手足の先から心臓に向かってマッサージを行なっていました。パートナーに言葉をかけながらのスキンシップは、情愛をもたらします。それは家族だからこそできる看護ではないでしょうか。

家族は、大切な人がつらさや苦しさを感じないで心地よく過ごしてほしいと思います。それゆえ、大切な人（患者さん）の様子をみて、こちらの希望を看護師さんや介護職の人たちに伝えてもいいのです。体位が極端な場合は、時間が経つとつらそうな表情をします。そんなときは、もう少しゆるやかにしてほしい旨を言ったり、排泄をした様子のときは、交換する準備を整えて、たとえ前の交換から時間が経っていなくてもお願いしました。

また、口腔ケアの重要性も知りました。とくに高齢でターミナル・ステージになると、口腔をきれいにしておかないと、誤嚥性肺炎の原因になるそうです。パートナーは週に2回、口腔ケアの専門家に病室まで来てもらい、日常のケアのコツを教えてもらいました。

つまり、ケアや生活支援については、家族ではできないこと、専門職にまかせること、家族でもできることを見極めて、できることはともに行なう気持ちをもつことが大切と思います。もちろん、専門職の邪魔になったり、ケアを行なったはずがわるい状態にしてしまってはいけません。

最初に入院していた病院でのパートナーと私とコ・メディカルとの付き合いは、問題もありましたがもの申すことで改善し、それなりにうまくいったと思っています。転院する日、パートナーはお気に入りの帽子をかぶって、寝台に乗って病院を出ましたが、医師も看護師さんたちも、みんなエレベーターまで見送りに来てくれました。そして、「元気でね」と最後に声をかけてくれたのです。

◉医療・介護の現場を知る

「病院」と一口に言っても、医療機関の母体やしくみは多様です。最初に、医療施設についての概要を紹介しましょう。

母体は、大きく、国、公的、私的に分けられます。たとえば、国では独立行政法人国立病院機構、国立大学法人など、公的では都道府県や市町村の他、日赤や済生会、共済組合およびその連合会など、私的には公益法人、医療法人、社会福祉法人などがあります。2015年1月現在、病院の施設数は8492、病床数は156万9572、一般診療所の施設数は10万8801、病床数は11万1363となっています（歯科診療所を除く）。なお、全病院のうち、医療法人が約6割を占めています。

病院と診療所の違いをみると、医療法では病院はベッド数が20床以上、19床以下が診療所と区分されており、クリニックや病院と名乗っていても19床以下なら診療所となります。また人員の配置では、病院では医師や看護師の配置基準が定められていますが、診療所では医師は1人ですが、看護師は医療法での定めはありません。

さらに病院のなかでも、入院病床の分類、医療の分類があります。入院病床は、医療法によると、次の5つに分類されています。

①精神病床＝精神科の患者が入院する病床
②結核病床＝結核の患者が入院する病床
③感染症病床＝感染症にかかった患者が入院する病床
④療養病床＝高齢者など長期の入院が必要な患者が入院する病床で、医療保険での医療型療養病床、介護保険での介護型療養病床がある
⑤一般病床＝①から④以外の患者が入院する病床、ＩＣＵ（集中治療室）、ホスピス・緩和ケア病棟も含まれる

また、医療による分類では、「急性期」「亜急性期（急性期は脱したものの入院して治療が必要

な患者に対する医療）」「慢性期（長期にわたる療養や介護が必要な患者に対する医療）」となっています。

ただ、超高齢社会が加速している現在、療養病床や介護施設だけでは対応できずに、一般病床のなかに慢性期の患者さんが入院しているケースもみられます。今後、２０２５年には団塊世代が75歳以上の後期高齢者となり、２０４２年には65歳以上の高齢者数は３８７８万人とピークを迎えるとみられています。それにともなって、長期療養が必要な高齢者が増えて病床が不足したり、医療・介護費もよりいっそう増加し、人員の不足も課題となってきます。

そういった背景をふまえて、厚労省では、医療法上での病床の機能分化や診療報酬の改定などに取り組み始めています。

たとえば、病床の機能として、救命救急センターなど緊急性が高く手厚い医療が不可欠な「高度急性期」、手術直後などの「急性期」、リハビリなどで引き続き入院が必要な「回復期」、長期療養向けの「慢性期」に分けるという再編案があります。

また、厚労省は、医療機関の機能分化と連携、在宅医療の充実に取り組む意向を示し、平成26年度診療報酬改定で、急性期治療を経過した患者や在宅療養を行なう患者の受け入れ、患者の在宅復帰支援を行なう機能をもつ「地域包括ケア病棟」が創設されました。これは、社会保障制度改革国民会議にて、平成25年8月に報告書が出され、そのなかで、「入院期間を減らして早期の家庭復帰・社会復帰を実現するとともに、受け皿となる地域の病床や在宅医療・在宅介護を充実させていく必要がある」「地域包括ケアシステムは、介護保険制度の枠内では完結しない。医療・介護サービスが地域のなかで一体的に提供されるようにするためには、医療・介護のネットワーク化が必要である」と述べられています。

これらの報告書をみると、医療と福祉の連携のもとに、地域での医療・福祉の体制づくり、さらに在宅介護・ケアを重視していく方向へもっていく国の意向がわかります。しかし、後述しますが、地域での体制づくりも在宅介護・ケアの整備もできていない現状があり、それをクリアしないまま構想だけを進めれば後ろ手となって、最終的には家族に看護・介護の負担が大きくのしかかってくるのです。その結果、いま社会問題となっている介護離職も増加して、社会の生産性にさえも影響を及ぼすと思います。

そういった国の方向性に、異議を唱える声もあります。

日本慢性期医療協会の武久洋三会長は、次のような旨のメッセージを発しています。

「厚労省から提案された慢性期の医療需要は、『在宅医療等へ移行する患者数については在宅医療の充実等により、現在では療養病床で入院している状態の患者は、２０２５年には在宅医療等での対応となるものとして推計する』というが、療養病床に対する蔑視も甚だしい。重症患者は急性期病院だけに入院しているのだという錯覚、思い違いがあるようだ」（２０１５年1月8日、日本慢性期医療協会の定例記者会見での発言より）

武久会長の病院には、このとき１００床の療養病床に31人の人工呼吸器患者が入院しており、入院患者のすべてがいずれ在宅に復帰できるという考えは、現実に背を向けた期待ではないかと語ります。私のパートナーもやむなく急性期病院から転院して医療療養型病院に入院しましたが、在宅でケアできる状態ではありませんでした。

「人間は病気になったときも重症であるが、亡くなる直前もまた重症である。この視点が往々にして抜け落ちているきらいがある。亡くなる前の重態に対して何も治療をしないでおくことが果たしてできるだろうか。みなさん方の両親が重態に陥ったとして、回復する見込みがあるにもかかわらず在宅医療と同じレベルの医療を施されて、果たして納得できるだろうか」

武久会長の言葉は、家族の心に強く響くことでしょう。最後の最後まで、希望をもちたい家族は、医療・福祉の現実とどう向き合えばよいのでしょうか。

◉病院は3か月で出される

「完治していなくても、病院は3か月で出されてしまう」、さらに病院をたらいまわしされているという体験談を聞くこともあります。

では、ほんとうに、病院は3か月経つと出されてしまうのでしょうか。

結論からいうと、ほぼその通りといってよいでしょう。「ほぼ」というのは例外もあるということです。その背景には、お金の問題が大きく影響しています。

まず「診療報酬」があります。診療報酬とは、保険診療の際に、医療行為などの対価として計算される報酬のことで、医師や看護師、その他の医療従事者の行為に対する技術料をはじめ、薬剤師に対する調剤技術料や薬剤費、医療材料費、検査費用などが含まれています。

保険を使って診療を受けた場合、診療報酬点数表というものがあり、それに基づいて計算され（点数で出され、1点10円の計算となる）、患者は自己負担分（通常3割、ただし70歳以上の高齢者は原則1割または2割で現役並み所得者は3割）を支払い、残りは公的医療保険から支払われます。ただし、保険を適用しない自由診療では患者が全額負担になります。

また、通常は医療行為を行なった分だけ報酬を得られる「出来高払い」ですが、病気ごとに1日に得られる点数を定めた包括払い制度「DPC／PDPS」が2003年より始まりました。出来高払い制度にするか、DPC／PDPS制度を導入するかは、それぞれの病院が選べるようになっており、大学病院など大きな病院をはじめとして1585の病院がDPC／PDPSを導入しています（平成26年度）。

お金の問題として、国民医療費の暴騰もあります。国民医療費とは、その年度内（単年度）に医療機関で傷病の治療に要した費用で（ただし健康診断、予防接種、正常妊娠・分娩、義眼や義肢などは含まれない）、2000年度から2010年度までの10年間に24・1％増加し、2010年現在、37兆4202億円となっています。今後ますます増大する傾向にある医療費をどのように負担していけばいいのか、国は解決策を見いだせずにいるのです。

このような医療費の問題を背景にして、2年に1回改訂されている診療報酬では、90日（3か月）

を超えると、入院基本料が100分の20を減算されることなど、病院の収入となる医療費が削減されるのです。DPC／PDPS制度でも、日当点（1日当たりにもらえる点数）は入院期間に応じて3段階に分かれ、長く入院させるとそれだけ1日に得られる診療報酬が少なくなっていく仕組みになっています。

とくに、高齢者の場合、90日を超えると入院費包括化が適応され、検査・投薬・注射なども含めて入院診療報酬が低減してしまいます。ただし、特定除外として、（別に定める）重症の障がい者・神経難病等の患者、複雑なリハビリテーションを受けている患者、人工呼吸器を使用している患者、人工透析を受けている患者、頻回の喀痰吸引を受けている患者などは3か月規定の例外とされています。それでも、90日を超えて入院する患者について、療養病棟と同様の報酬体系になります（平成26年度診療報酬改定により）。

要するに、診療報酬の低減が要因で、入院患者は3か月を超えると病院から出されるということです。

パートナーの場合、入院してすぐに悪化して終末期と言われましたが、しばらくすると、最後の薬とされたステロイドの効果が現われて、肺炎の状態が改善されてきました。少し落ち着いてきた頃、入院して1か月半近くになると、「今後、どうされますか」という問いを看護師さんから受けるようになりました。

私は、「病院は3か月しかいられない」と見聞きしたケースで思い込んでおり、もうそういうことを言われるのかと驚きを感じながらも、この病院から出されたらどうしたらよいのか、考え始めました。そして、転院や在宅など、次のステップについて相談に応じてくれる地域医療連携室の看護師と話し合うことになりました。

そのプロセスは、次項でお話しますが、いまとなって悔やまれることは「特定除外」があることを知らなかったことです。パートナーは、頻回の喀痰吸引を受けていたので、3か月以上の入院を認めてもらう交渉の余地はあったのかもしれないのです。

実は、転院してから、1か月半ほどした頃、貧血がひどくなり、輸血が必要な状態となりました。しかし、医療療養型病院では「当院では輸血はいたしません」。なんとか輸血だけでも他の病院で行なってもらう方法はないのかと尋ねましたが、輸血だけ行なうところを探すのはむずかしい、信頼できない病院なら可能かもしれない、という返答でした。輸血をしたからと回復するという状態ではないと言われて、引き下がったのですが、もし当初の大学病院に入院していたら輸血を行なってくれたのではないかと思い、いまでも悔やまれてなりません。

ただ、「頻回」という定義は曖昧であり、90日以上としてもさらに数か月おいてくれることはなかったでしょう。私にとっては、たった一人の大切な家族であっても、医療者にとっては数多くの患者の一人に過ぎず、口惜しいですが、病院経営が優先されるのでしょう。

◉病院を出されたらどうするか――転院、在宅、施設など

病院は3か月で出されると述べましたが、そのあと、どこでどのように医療やケアを受けるか、決めなくてはなりません。そのとき、家族が相談する場として、地域医療連携室（医療機関によって名称は異なる）という地域の医療者とつなぐ窓口があります。そこには、いわゆる医療ソーシャルワーカーといわれ、患者が地域や家庭で自立した生活ができるように援助し、社会復帰をはかる専門職がいます。

医療ソーシャルワーカーは、仕事に就くために特別な資格はなく、規定された法律もありませんが、社会福祉士の資格をもっていることを求める病院もあります。パートナーが最初に入院した大学病院では、看護部の退院支援担当看護師が対応してくれました。

医療ソーシャルワーカーは、退院後、どこでどのような医療・ケアを受けるかを決める際のキーパーソンともいえます。というのは、たとえば、転院する場合、病院から次の病院へ、医療情報などを送って受け入れてくれるかどうか等、手続きをしてくれる役割を担っているからです。その役割は、家族が担うことはできません。私は、次に入院してケアをしてほしい病院を探して、打診してみましたが、あっさりと「病院からのご連絡にしてください」と言われて、それ以上の交渉はできませんでした。

ただし、キーパーソンであっても、やはりおまかせはしないほうがよいのです。情報はもっていますが、必ずしもこちらの思いにぴったり合った情報ではないこともあります。むしろ、医療

ソーシャルワーカーの知識と情報を活かして、さらに自ら情報収集をしながら、希望を伝えて、こちらの思いに近い場を探すことを模索するほうが賢いといえるでしょう。

では、具体的に、次の場をどのようにみつけていけばよいのか、パートナーの例を紹介しましょう。

小康状態になったとき、「家に帰る」と言ってベッドから起き上がろうとすることがありました。私が外出するとき、「一緒に帰る」と言うのです。「よくなったら、一緒に家に帰ろうね」と言いながら、私は在宅ケアの道を考え始めました。在宅ケアをするためには、介護認定を受けて介護保険を使うことが必要なので、介護認定を受ける手続きを行ないました。地域包括支援センターの介護支援専門員と訪問調査員が病院に来てくれて聞き取り調査等の結果、要介護4と認定されました。介護度は、要支援1、要支援2、要介護1から要介護5まであり、要介護4は重い度合といってよいでしょう。

それならば、在宅でも介護サービスを使えばなんとかケアできる、と思いました。ところが実際にどの程度のサービスを受けられるかを聞いたとき、唖然としたのです。たしかに訪問介護は週6回程度受けられますが、訪問看護は週2回ほどにすぎません。パートナーは、中心静脈栄養管理と喀痰の吸引が欠かせません。中心静脈管理とは、胸につくったポートから針をさして高カロリーの輸液を点滴で入れることで、毎日針を交換する必要はありませんが、週2回の訪問では不安です。また、喀痰の吸引は、毎日、何度も行なうことは必須でした。ホームヘルパーでできる人は限られており、私が吸引の方法を習って行なうしかないのです。

そういったケアと介護を私が担うとしたら、まさしく24時間介護になります。しかし、パートナーの会社の仕事を私が代わって行なうこともあり、その間に異変が起きたら、どうしようもありません。

パートナーと同じように肺炎で父を看取った友人に相談すると、「それは無理、共倒れになるのは目に見えているわよ」とのこと。それならと思って、介護保険外で看護サービスを受ける方法を考えたのですが、A社は1時間６５００円を基本として時間帯によって割増がある、B社は基本料金が1回2万円（3時間まで）でやはり時間帯によっての割り増しとナースの交通費が加算される、訪問看護リハビリステーションのC社は自費なら1時間９３９０円ということでした。1日2時間来てもらうと約2万円、1か月にしたら60万円になるのです。しかも、いつ喀痰吸引など、看護が必要になるかもわからないのです。

パートナーの病状では、在宅はむずかしいことがわかり、他の病院を探しました。医療に詳しい友人に聞いて、ケアが厚いという某病院を退院支援担当看護師に提案したのですが、そこは急性期病院に該当し、急性期病院から急性期病院に転院するのはむずかしいといわれたのです。入院中の急性期病院ではできない医療を行なうためなどの理由があれば受け入れも可能ということ。でも「むずかしい」は「１００％無理」ではないと考え、自ら交渉に臨んだのですが、前述したようにあっさり断られました。そのあと、退院支援担当看護師から正式に依頼をしたのですが、受け入れは認められませんでした。

次に考えられるのは「医療療養型病床」と「介護療養型病床」です。療養病床とは、主に長期にわたって療養が必要な患者のための病床で、医療保険を使う場合は医療療養型、介護保険を使う場合は介護療養型となります。いずれにしても急性期病院より、医療の提供は限界があり、容体が悪化したとき救急車などで急性期病院に移ることはできません。もしものとき、高度な医療が受けられないことの不安があります。

もう一つの選択肢として、有料老人ホームなど、高齢者向けの住宅や施設があります。介護サービスは受けられ、緊急のときには救急車で急性期病院に搬送することもできます。ただ、有料老人ホームは、一般に何千万円などと入居金が高く、介護より医療が必要なパートナーには適していないように思いました。

こういった情報をもとに、療養病床の見学に行ったりして、最終的に選択したのは、医療療養型病床のある病院でした。医療の提供は、看護師から聞いていたよりは充実しており、緊急の場合は、最初に入院していた大学病院との連携も考えられるということだったのです。しかし、現実には、輸血が必要になったとき、大学病院との連携はありませんでした。

私の決断は正しかったのか……いまとなって悔やんでも仕方がないのですが、大切な人のターミナル・ステージと旅立ちの場の選択のむずかしさを改めて考えさせられています。

◉エンド・オブ・ライフケア――その人らしい生と死を支援する動き

「エンド・オブ・ライフケア」が注目されています。エンド・オブ・ライフケアとは、いのちの限りが近づいた人とその家族が延命措置をどうするかなどのむずかしい決断をするときに手助けしたり、本人が望む通りに過ごせるように支援すること。1999年、アメリカの医師がアジア太平洋ホスピス・緩和ケア・ネットワーク学術総会で、人生の終焉を迎える直前の患者へのケアとして「エンド・オブ・ライフケア」を提唱したことに始まります（ただし考え方は国によって異なる。詳細は8ページ参照）。

日本でも、いくつかの動きがあります。国立長寿医療研究センター（愛知県）では、2011年に呼吸器が専門の医師や看護師、薬剤師等によるエンド・オブ・ライフケアチームを立ち上げました。チームは、家族から患者の性格や言動などを聞き取り、病棟スタッフを含めて、週に一度、話し合います。患者や家族は、医師が言うことをよく理解せずに胃ろうをつけることや人工呼吸器などの延命措置について決めざるをえないことも多いのですが、チームが支援して納得のいく決断へ導く支援を行なうのです。同チームでは、半年の間に、がん患者や呼吸器の病気、認知症の患者など、109人の支援を行ないました。

また、千葉大学大学院看護学研究科では、「生活文化に即したエンド・オブ・ライフケア」研究プロジェクトを立ち上げました。その目的は「多様な患者・家族を支える共通基盤となる、日本におけるエンド・オブ・ライフケアの創出が重要と考えている。医療者・家族・友人・地域の人々など、社会全体を通じてエンド・オブ・ライフ（人生の終末期）にある患者の生活を継続的に支援していくためのエビデンスの構築を目指す」（ホームページより要約）です。

研究計画として、「エンド・オブ・ライフをナビゲートするケアマップの土台作成」「ケアマップに基づくモデル創出」などがかかげられており、看護の視点から、次のようなケアが重要と述べられています。

・その人のライフ（生活・人生）に焦点をあてる。
・患者・家族・医療スタッフが死を意識したときから始まる。
・患者・家族・医療スタッフがともに治療の選択に関わる。
・患者・家族・医療スタッフが多様な療養・看取りの場の選択を考える。
・ＱＯＬを最期まで最大限に保ち、その人にとっての良い死を迎えられるようにすることを家族とともに目標とする。

このようなケアは、私がパートナーの看取りに際して、すべて大事に思っていたことです。しかし、実際には、医療の現場で、現実の壁にぶつかって実現できませんでした。研究や理想論を語るだけではない、現場での実現にいたるには、長い時間がかかるでしょう。悲観的に考えれば、医療行政のなかで、絵に描いたモチになってしまうかもしれません。

人生の最終段階を迎えた患者のケアとして、以前、「ディグニティ・セラピー」が注目されたことがありました。これは、カナダのチョチノフ博士によって考案されたもので、ターミナル・ステージの患者さんたちに、自分の人生を振り返り、自分にとってもっとも大切にしてきたこと、家族やまわりの人たちに伝えておきたいことなどについて話す機会を提供するというもの。「ディグニティ」とは尊厳を意味し、ターミナル・ステージの患者さんの尊厳を維持することを目的とした精神療法的アプローチです。

「人生において、もっとも大切だと考えていることはどんなことですか？　あなたが一番生き生きとしていたと思うのはいつ頃ですか？」「あなた自身について、家族に知っておいてほしいこと、家族に憶えておいてほしいことがありますか？」「あなたが愛する人たちに言っておかなければならないと、いまだに感じていること、もう一度言っておきたいことはありますか？」など、9つの質問の原案を渡して、後日、録音面接を行ない、面接者がまとめた文書を確認、訂正した文書が患者さんに渡されるという手順で作成されます。

人生の終わり（完成）に際して、とても意味のあるセラピーと思いましたが、日本では愛知県がんセンターで活用されていても一般に普及はしていません。ある死生学関係の研究者に尋ねたところ、日本ではむずかしいとのことでした。日本人には、そういったセラピーはなじみにくいためでしょうか

エンド・オブ・ライフケアは、ディグニティ・セラピーより、終末期の医療の選択など現実の

課題に即したものであるため、普及度も変わるかもしれませんが、死の周辺のケア・サポートについては、日本での普及はとても時間がかかります。医療者の意識とともに、私たち自身の意識を変えることも必要なのではないでしょうか。

◉旅立ちの場を考える

旅立ちの場として、どういうところがあるのでしょうか。

まず「死亡の場所別にみた死亡数・構成割合」という厚労省のデータの推移をみると、いまから50年ほど前の1965年は、自宅が65％（老人ホームも含む）、病院が24・6％でした。ところが2009年には、病院が78・4％、自宅が12・4％となりました。圧倒的に病院死が多いのです。ただし、最近は、病院と自宅だけでなく、高齢者施設での看取りも増え、第3の終のすみかといわれるホームホスピスも登場しました。多様な選択肢が出てきたともいえるでしょう。

ここでは、旅立ちの場として考えられる選択肢についてみてみましょう。

医療機関のなかでも、その人らしい最期のときを過ごすことに重きをおいた場として「ホスピス・緩和ケア病棟」があります。ホスピスという言葉には「温かいもてなし」という意味があり、誰にでも訪れる死への過程に目を向けて終末期のQOLを高める全人的なケアを提供するという理念のもと、19世紀後半、イギリスをはじめとして現代ホスピスが誕生していきました。

日本には1970年代にホスピスの概念が伝わり、1981年にはじめて聖隷三方原病院にホスピスが誕生しました。その後、施設数は増え、2015年4月1日現在、283施設、5711病床になりました。なお、これは厚労省の施設基準を満たし専門病棟として届出を受理されている施設です。厚労省では、緩和ケア病棟施設基準を示し、対象疾患やケア内容、病棟床面積や医師・看護師の人員配置などを規定しています。

それによると、対象疾患は「主として末期の悪性腫瘍患者（がん患者）または後天性免疫不全症候群（エイズ）に罹患している患者」と定められています。ホスピス・緩和ケア病棟では、身体的、精神的、社会的、スピリチュアルな痛みを緩和し、その人らしい終末期の生き方ができるように、自由度の高い生活を重視しています。一般的な病院と比べると、人生の最終段階の患者さんにとって、よい旅立ちができる場といえますが、対象者が決まっていること、さらに施設数・病床数からもがん患者さんの3～4％ほどしか享受できていないのが残念です。

また、超高齢社会となり、高齢者施設に入所する人が増えるとともに、高齢者施設での看取りも行なわれるようになりました。調査によると、特別養護老人ホーム、介護老人保健施設、介護療養型医療施設、サービス付き高齢者向け住宅（介護・医療と連携し、高齢者を支えるサービスを提供する高齢者の居住の安定確保に関する法律に規定されたバリアフリー構造、身守りつきの住宅）などでは、看取りの希望があった場合に、100％対応すると回答しています（「高齢者施設における看取りに関する実態調査」平成26年3月、山梨県峡東保健福祉事務所より。合計49施設からの回答）。

その背景には、利用者の看取りを行なった場合「ターミナル加算・看取り介護加算」が介護報酬につくことになっていることがあります。ただし、施設内での看取りに関する指針の整備、施設内での死亡診断の実施などは施設によって異なり、いつでも医師の対応が可能なこと、看取り対応のマニュアルの整備、職員の研修など、課題は多いようです。

また、病院でも施設でもなく、自宅でもない「第3の終のすみか」として、近年「ホームホスピス」が誕生して注目を浴びています。ホームホスピスの草分け的存在は、宮崎県にある「かあさんの家」です。2004年、宮崎市内の空き家を借りて、住み慣れた地域で家に近い環境で過ごしてもらいたいという願いから立ち上げたケアハウスです。看護・介護の専門職が24時間常駐し、ボランティアや地域の人たちの支援を受けて運営され、がん患者にかぎらず、認知症の人や希望する人すべてに開かれており、入居だけではなく、短期的な利用も可能です。利用料は、家賃と光熱費、食費を合わせて月に15~20万円程度です。

2015年1月現在、宮崎市に4つのホームホスピスがあり、在宅医療が盛んな九州（熊本、久留米など）、阪神（神戸、尼崎）を中心に広がり始めています。

さて多くの人たちが望む「自宅で死にたい」は、可能でしょうか。結論からいうと、たとえ、「おひとりさま」でも在宅ひとり死が可能です。実際に最期まで在宅で旅立ったケースは少なくありません。ただ、それなりの覚悟と条件が必要になります。まずは、「自宅で死にたい」という本人の希望と強い意思、それを支える家族やまわりの人たちの支えが重要です。そして、24時間体制で見守ってくれる医療と介護のシステムが必須です。実際には、それらの覚悟と条件は、厚い壁です。これまで述べてきた医療の現実、介護保険での介護サービスの限界があり、在宅ケアのシステムの整備にも地域格差があります。多くの人はできれば在宅でと望んでいても、現実の壁の厚さにあきらめてしまう人も多いのではないでしょうか。

厚労省では、「人生の最終段階における医療に関する意識調査」を行なっています（調査時期平成25年3月、報告書は平成26年）。それによると、「終末期を過ごしたい場所」について、「末期がんであっても食事はよくとれ、痛みもなく、意識や判断力は健康なときと同様保たれている」場合には、約71％は居宅を希望しています。ただ、「末期がんで食事や呼吸が不自由」な場合は、居宅は約37％に減少し、約47％は医療機関を希望、「認知症が進行」の場合は、居宅は約12％、医療機関は約27％、施設は約59％となっています。

同様の過去の調査で、治る見込みがなく死期が迫っている（6か月程度）と告げられたとき、終末期を過ごしたい場所として、「自宅で最期まで療養したい」は10％前後で、自宅で療養して必要になれば医療機関や緩和ケア病院に入院したいという回答が約半数ありました。

今後、高齢者の単独世帯や高齢者夫婦のみの世帯も増加するといわれ、地域での医療・介護の充実がなければ、「自宅で死にたい」へのハードルは高いままになってしまうでしょう。そういう現実をみすえながら、選択肢は増えている旅立ちの場を自ら考えておくことも必要な時代になりました。

パートⅢ

死にゆく大切な人に寄り添う

◉どのように生きてきて、何を望んでいるのか

「人は物語を生きている。人生とは、さまざまな物語が集まった一編の長編小説のようだ」

これは、ノンフィクション作家の柳田邦男氏が語った言葉です。

私たちが自分の人生を振り返ったとき、いのちの誕生の物語、若き青春時代の物語、社会人となってからバリバリ働いたときの物語、家族との思い出の物語……多様な物語を編んできたことに気づきます。ときには、悲しみにおおいつくされた章もあれば、喜びに満ち溢れた章もあることでしょう。

そういう人生の物語において、大切な人は、いま最終章を編んでいるのです。その最終章は、どのように描かれていくのでしょうか。また、それまでの物語は、どのように描かれていたのでしょうか。

大切な人の人生の物語を完成するために、これまでどのように生きてきたのか、ライフレビューをしてみましょう。ライフレビューとは、1960年代にアメリカのロバート・バトラーが、高齢者の回想を人生の発達段階の最終課題である死に向き合ったときに、無意識に起こる、誰にでもみられることとして位置づけたことに始まったといわれています。

その人が記憶している一番古いこと、両親や兄弟姉妹のこと、家でのこと、児童期や青年期、そして成人してからのことなど、人生のさまざまな思い出を語ることがライフレビューです。いわゆる昔話をして人生を回想する「回想法」と同じような意味合いがあるともいえます。ライフ

レビューや回想法は、その人の過去の経験を再評価することになり、人生に新しい意味づけを与えるといわれます。また、訪れる死のサインに伴う不安をやわらげたり、人生への後悔などを乗り越え、安定した心の状態をつくる効果もあります。

大切な人が生きてきた人生への思いに心を馳せて、言葉をかけてみましょう。私のパートナーは、小学校の卒業式に、「何でもいいから日本一になりなさい」という校長先生の言葉を生涯忘れずに、「日本一の商売人になろう」と決意したそうです。それゆえ、20代から会社に勤めながらも業界紙の営業をするなど、掛け持ちで人の3倍働いたと語っていました。

また、よく学び、よく遊びました。パートナーはワインが好きで、私と出会ったとき、「僕はワインしか飲まない」という言葉が印象に残っています。パートナーの若い頃は、いまほど本も刊行されていなかったことから、ソムリエ学校へ通ったり、フランス料理やチーズスクールにも通ったそうです。

毎年、秋には海外旅行にも行きました。観光旅行というよりは、海外の人はどのような暮らしをしているのか、それが知りたくて出かけたそうです。ほんとうに好奇心が旺盛で、暮らしも心も豊かに生きることを望んでいました。

そういうパートナーの生きてきた道をベッドサイドで語り、「すごかったね、ほんとうに頑張ったね、オーナー（私がパートナーに呼びかけるときの愛称）の人生はすごいよ」と声をかけました。パートナーは、私の言葉に大きく頷いていました。きっと、自らの人生を想い、再評価したことでしょう。

そして、人生の最終章にあたって、何を望んでいるのか——パートナーは、「115歳まで生きる」をモットーにしていたので、終末期でも死を想うことはありませんでした。「もしかしたら」という気持ちは、無意識のうちに浮かんでいたかもしれませんが、必死に病と闘っていました。それゆえ、「大丈夫、先生はよくなっているといっているから」と、生きようとする思いに寄り添いました。たとえ死に向かっている状況でも、1%でも残された「希望」に、私の思いも向かっていたのです。

5年ほど前に亡くなった母の場合は、逆に、安楽な死への思いがありました。幾度にもわたる手術とがんとの闘いに疲れたのでしょうか、「もう楽になりたい」とつぶやいていました。そういう母には、死への不安をやわらげて、平穏な心になるように言葉をかけました。

人それぞれに人生の幕の閉じ方があります。看取るものは、その人の人生の閉じ方を支えて声をかけ、見守ることが大事なのではないかと思います。

◉やっぱり「家に帰りたい」

「家に帰る……」、パートナーはベッドにいて、よくつぶやいていました。自らの力ではベッドから起き上がって歩くこともできない状態になっても、起き上がろうとして、「家に帰る」と言いました。私が病院から出かけようとすると、「僕も一緒に行く、家に帰ろう」と……。

13年前に亡くなった父も、やはり「家に帰る」が口癖でした。あるときは、パジャマ姿とスリッパのまま、病院からタクシーに乗って家に帰ってきたこともありました。車椅子状態になってからは、私と母が病院に行くと、「帰る」を連発して看護師さんに迷惑をかけているという話を聞きました。

誰でも、入院したときに、「早く退院して、家に帰りたい」と思ったことがあるのではないでしょうか。では、「家に帰る」という言葉には、ほんとうはどういう意味が込められているのでしょうか。

「家」とは、住宅、つまり人が住んで生活する建物という意味だけでなく、人と人が交わり築いてきた「家族」とその「絆」という意味も含まれているのです。

「家に帰りたい」という言葉には、単なる建物である我が家ではなく、ともに生きてきた家族のもとに帰りたいという思いが潜んでいるのではないでしょうか。たとえ、よく喧嘩をしたとしても、苦しいときも、悲しいときも、そしてうれしいときも、ともに分かち合ってきた家族は、かけがえのない存在です。

また、「居場所」という意味もあるでしょう。人は、どこかに自分の在り処を求めます。そこにいるとホッとして、ほんとうの自分になれるところ、無防備でいられるところ、疲れた心と体を休めて平穏になれる場といってもよいでしょう。

慣れ親しんだ我が家、そのなかでも、いつもの自分の居場所があります。定位置といってもよいでしょうか。パートナーは、ダイニングの自分の椅子に座って、窓から見える樹木（すぐ近くの小学校の樹木）を見るのが好きでした。春は桜が咲き、夏は青葉が茂り、秋になると紅葉になっていく、その光景を眺めることを好んでいました。

病院では、見えるのは白壁と時計、病院の名前が記されたカレンダー、そして身の回りを見れば、酸素の器具や医療器具が整然と並んでいるだけです。そして、病室の窓からみえるのは、ビルの壁です。そういう光景に、「自分の居場所」と思える人はいないでしょう。

「家に帰りたい」という気持ちは、痛いほどわかりました。それゆえ、「そうだね、家に帰ろうね。先生が来たら、聞いてみようね」と、実現できないこととわかっていながら、涙声で語りかけました。

視点を変えると、人はこの世に誕生するまで、母の胎内にいました。生まれ出るいのちを自らの身をもって守ってくれている母の胎内……そこは、人間にとっての在り処の原点のように思います。

現代社会のなかで、仕事や人間関係に疲れたとき、生きづらさを感じたとき、そして死を想うとき、人は母に抱かれるように、母の胎内で安らかに眠っていたときのように、自分がほんとうに安心できる居場所を求めるのかもしれません。

●思いを記したノートは遺されているか

近年、「終活」や「エンディング・ノート」など、老後や介護のあり方、延命措置の有無、葬儀やお墓に関して、遺言、死後の後始末など、自らの意思を現わして準備することに関心が高まっています。

「エンディング・ノート」とは、そういった自らの意思を書き留めておくノートのことで、2003年、NPO法人が会員の要望を受けて作成したことに端を発して、さまざまな形のエンディング・ノートが市販されるようになってブームをよびました。名前通りのノート型をはじめ、記入した内容を書き換えることができるファイル形式やCD-ROMもあります。

中身の構成もさまざまですが、一般的に次のような項目が主体になっています。

・自分自身の記録

経歴や自分史など

・いざというときの意思

介護が必要になったときの希望、告知や延命措置についての意思、ターミナルの過ごし方、尊厳死や臓器提供・献体などについて

・葬儀・お墓についての希望

葬儀をするかどうか、葬儀のかたちや内容について、お墓や埋葬に対しての希望（たとえば、自然葬にしたいなど）

・財産・遺言に関する事項

財産の記録、財産の相続に関する意思、遺言の有無や保管場所など

・さまざまな記録のリスト

家族の記録、いざというときの連絡先、所属団体や連絡先のリストなど

・大切な人、遺される人へのメッセージ

中身は、チェック式と自由記入式になっているものが多く、なかには記入するうえで知っておきたい知識や情報が掲載されているものもあります。

エンディング・ノートを書くことは、自分が何を望んでいるのか、自分の思いに気づくとともに、人生の棚卸しになります。また、遺される家族へ意思を伝えるツールとなり、葬儀やお墓、死後の後始末について、故人の意思を知ることができるので、遺されたものは迷うことなく、見送ることができます。また、財産の記録や遺言の有無などがわかれば、相続という争い事になりそうな問題への対応もできるので、遺されたものの負担も軽くなります。そして、逝くもののメッセージは、遺されたものの悲しみを癒すことにつながります。

なお、必ずしも、市販されているエンディング・ノートにきちんと書かれたものでなくてもよいのです。ふつうのノートでも、大切な人の思いや意思が書き留められていればそれで十分です。

さて、そういったノートは、どこに保管されているでしょうか。通常は、机の引き出しや本棚、または大切なものを入れておくところに保管されていると思いますが、近年、「エンディング・ノート」を預かってくれる金融機関も登場しました。

たとえば、りそな銀行では、2012年より「心の信託／感謝の言葉お預かり」サービスを開始しました。これは、相続発生時にすぐに必要となる資金を契約者があらかじめ指定した受取人が受け取れる信託の機能と、契約人が作ったエンディング・ノートを預かり、受取人に届けるサービスを提供するというものです。なお、受取人は法定相続人に限られています。エンディング・ノートは、りそな銀行のオリジナルブックとカードが準備されています。参考までに、信託の預入金額は50万円以上500万円以下、感謝の言葉預かりサービスは、再預かり時1回につき5250円です。

パートナーの場合、生きることにすべてのエネルギーをささげていたため、エンディング・ノートはありませんでしたが、後述しますが、いろいろ書き記したノートはありました。私自身のことをいえば、エンディング・ノートを記すこととともに、「生前準備」をしておきたいと思っています。「生前準備」とは、文字通り、生前にエンディングの準備をしておくことであり、日本では大きく分けて「生前契約」と「生前予約」があります。

生前契約も生前予約も日本での歴史は新しいため、明確な定義はなく、実施する機関によっての違いはありますが、一般的に次のようなかたちです。

《生前契約》

・どのような内容を委託するのかについて、詳細に決定します。葬儀や死後の手続きだけではなく、生きている間の生活支援や任意後見契約（判断能力が低下したときのための後見人を事前に決めておく）などの生前の支援を行なうところもあります。

・委託する内容にかかる費用について、金額の合意と支払方法を決めます。

・委託する内容や費用の支払いなど、契約書にして契約します。契約書は「公正証書」で締結するところがほとんどです。

《生前予約》

主に葬祭業者が取扱い、生前契約よりはゆるやかな取り決めが多くなっています。生前に葬儀の相談を行なう事前相談とセットで、主に葬儀に関して内容を取り決めて予約をします。

いずれも多様な業者がいるので、信頼できるところか、情報をしっかり集めて見極めることが重要です。現在のところ、「生前契約・予約」を特定して保護する法律はなく、業者が破綻しても契約時に支払った費用は戻ってこないと思われるからです。

また、家族や親族には、生前契約または生前予約をするときは同意を得て、きちんと伝えておくことも大切です。

●最期のときをどう過ごしたいか

人は誰でも、人生の終わりを迎えます。そのとき、どのようなターミナル・ステージを過ごして、最期を迎えたいのか、元気なときは、死について考えることはほとんどないと思いますが、「もしも……」というときが突然訪れて意識が失われてしまったら、自分の意思を伝えることができません。それゆえ、自分の人生を自分らしくまっとうするためには、判断能力のあるときに、前もって自らの意思を現わすことが大切です。また、言葉で伝えるより、文書などに現わすことが確実です。

そういう人生の最終段階の医療に関する意思表明として、医療への「事前指示（アドヴァンス・ディレクティヴズ）」と呼ばれる次のようなことがあります。

・リビング・ウイル

直訳すると「生者の意思」であり、死後に発効する遺言と異なり、生前に発効する遺言ともいえます。事前指示の内容は、延命措置はどうするか、意識を失う可能性のある鎮静はどうするか、疼痛《とうつう》緩和を望むか、栄養はどのかたちでの摂取を願うか、心肺の蘇生術は行なわないようにするか……などを指示するもので、日本では「日本尊厳死協会」や市民団体、医療機関で独自に作成しているケースもあります。ここでは、「日本尊厳死協会」のリビング・ウイル（尊厳死の宣言書）の例を紹介しましょう。

「尊厳死の宣言書

（リビング・ウイル　Living Will）

①私の傷病が、現在の医学では不治の状態であり、既に死が迫っていると診断された場合には、

ただ単に死期を延ばすためだけの延命措置はお断りします。
②ただしこの場合、私の苦痛を和らげるためには、麻薬などの適切な使用により十分な緩和医療を行ってください。
③私が回復不能な遷延性意識障害（持続的植物状態）に陥った時は、生命維持措置を取りやめてください。
以上、私の宣言による要望を忠実に果たしてくださった方々に深く感謝申し上げるとともに、その方々が私の要望に従ってくださった行為一切の責任は私自身にあることを付記いたします。
（以下、日付と自署）」

なお、本宣言書は、協会で登録番号をつけて保管し、そのコピーを本人と近親者など信頼できる人が保持し、必要が生じたときに、医師にコピーを示します。医師に理解されないときは、協会が理解してもらうよう努めます。

また、カナダで広まり、日本でも推進する会が発足している事前指示書として「レット・ミー・ディサイド」があります。これは直訳すると「私に決めさせて」という意味があり、患者が望む終末期医療について、家族や医療者と話し合って具体的に決め、文書に現わして署名するものです。

一方、アメリカで定着している事前指示として「DNR（Do Not Resuscitate）」があります。直訳すると「息を吹きかえらせないで」という意味があり、心停止や呼吸停止状態になったときに蘇生処置をしないという取り決めのことです。患者からの申し出によって主治医・家族が話し合い、臨死時に蘇生処置しないことが決まると、カルテにDNRと記されます。

また、事前指示に代わって「5つの願い（Five Wishes）」を採用するケースもあります。これは、マザー・テレサの影響を受けた人が始めたといわれ、医療的な意思表示だけではなく、情緒的、精神的な望みも表わせるものです。

具体的には、5つの項目に細目が書かれていて、それらを選ぶことによって、自分の願いを表わすようになっています。

5つの願いの項目の概要を紹介しましょう。

①自分では決定できなくなったとき、あなたのためにだれに医療方針の決定をしてもらいたいですか？（いくつかの条件を満たす人を第1から第3まで指名し、何を代理決定してほしいかを示す）

②あなたが望む、または望まない、治療は何ですか？（疼痛緩和、人工呼吸器装置、経管栄養、心肺蘇生措置、輸血、外科手術、透析などから選ぶ）

③どの程度の安らぎを望みますか？（痛み止め、抗うつ、温浴、音楽、朗読などを選ぶ）

④人々にどのように扱われたいですか？（誰かにそばにいてほしい、私に応答ができなくても私

の手を握って語りかけてほしい、できれば家にいたい、などから選ぶ)
⑤愛する人々に知ってほしいこと(私が彼らを愛している、私の過去の行ないを赦してほしい、私も赦す、家族が仲良く生きてほしいと願っている、火葬にして指定した場所に埋葬してほしい、などから選ぶ)
(5つの願いを勧めるAging with Dignityという団体のFive Wishesを参照)

「5つの願い」は、アメリカでは多くの州によって認められ、600万人以上の家族で使われているといわれていますが、日本では、まだ普及していません。

また、日本の場合、事前指示書を書いたとしても、尊厳死は法的に有効ではありません(39〜40ページ参照)。それでも、ターミナル・ステージで臨む治療や苦痛の緩和についての希望、延命治療の是非など、自身の希望を伝えておくことで、家族が決断を迫られたとき、悩み苦しむことが軽減されるでしょう。大切な人の意思を尊重して、その人らしく人生をまっとうさせたいと、家族は思うものです。

◉誰に会いたいか、誰とも会いたくないか

『死ぬときに後悔すること25』(大津秀一、致知出版社、2009)という本があります。多くの患者を看取るなかで発見した「死ぬときによく後悔すること」をまとめたものです。そのなかに

「会いたい人に会っておかなかったこと」という項目があります。「会いたいと思っても、もう会えないかもしれない。一期一会の精神で会いたい人にはきちんと会っておくべきだ」ということです。

たしかに、この世で二度と会えないと思うと、会っておきたいと思うことでしょう。ただ、パートナーと母の最期に立ち会い、死と向き合っている最終ステージでは、「誰にも会いたくない」ということもあると感じました。

パートナーの場合、まだ意識もありコミュニケーションができたとき、「誰か会いたい人がいる?」と尋ねてみました。1年ほど前までは、大学の同期の人たちと数か月に1回は会っていたので、私はその気の合った仲間のことを思っていました。ところが、「いい（会わなくてもいい）」と、首を横にふるのでした。

医師から「会わせたい人がいたら、呼んだほうがよいですね」と言われた最終ステージでは、「明日、ご兄弟がきてくれるからね、会うのは楽しみでしょう」と言っても、何の反応も示しませんでした。

母のときも同じでした。母は、大腸がんの終末期でしたが、「誰にも知らせないでほしい、誰とも会いたくない」と、頑なに子どもたち以外の人と会うことを拒否しました。同郷の幼友だちとも、娘のように可愛がった姪、「お母さん」と慕ってくれた人とも、訳があって遠ざかっていた自分の兄とも、会いたくないというのです。

大腸がんになって変わってしまった自分をみせたくない……元気で親しい人たちと語ったり、笑ったり、歌をうたったり、そういう自分のイメージをそのままにしておきたかったのかもしれません。母の思いは、すでにあの世に向かっていました。

パートナーと母の「誰にも会いたくない」ということは、先に紹介したアメリカのホスピスで家族へ渡す小冊子「旅立ち」のなかで書かれている、次のような「身をひく」ことを意味しているのではないかと思います。

「『自分は死ぬのだ』ということが現実になると、人はこの世界から身をひくようになっていきます。

まず、新聞やテレビに興味がなくなり、次に人々です。たとえば、『ジェーシーおばさんに、今日はだれとも会いたくないと言って』と言うようになるでしょう。そして、最後に子ども、孫、そして最愛の人たちからも離れていきます。

これは、自分自身をとりまくあらゆるものから身を引いていき、内なる世界へ向かっているのです。内なる世界では、自分自身や自分の人生を整理し、価値を見出すようになっていくのです。しかし、その人の内なる世界には、ただひとりしか入れません。……

この身を引きつつある過程では、誰かと会話をする必要が少なくなっていきます。

去っていこうとしている世界では言葉が関係しますが、死を迎えようとしている人にとって言葉は重要でなくなっていきます」（バーバラ・カーン「Gone From My Sight」、日本版「旅立ち――死

を看取る」日本ホスピス・緩和ケア振興財団）

私が終末期になったとき、「あの人には会っておきたい」と思うか、「誰とも会いたくない」と思うか——たぶん、誰とも会いたくないというのではないかと思います。「会う」ということは、言葉を交わし（話ができなくても、ノンバーバルなメッセージを交わす）、心が触れ合うことを求めているからではないでしょうか。死を前にして、そういう行為は必要なくなっているのかもしれません。

むしろ、遺されるものの立場からのニーズ——「最期に会っておきたい」「最期に会わせてあげたい」と思うのではないでしょうか。

◉触れ合うこと、語りかけることの効用

死が近づきつつあるパートナーに、私はよく語りかけ、よく触れ合いました。毎朝、毎晩、温めたタオルで顔を拭いて、髭を剃り、オイルをつけて手や足をマッサージしました。頬に手をあて、手を握りながら、語りかけました。

そういう行為がどういう効果をもたらすのかを考えずに、無意識にそうしていたのです。

実は、「触れ合うこと＝スキンシップ」には、いろいろな効用があるのです。

スキンシップといえば、お母さんが赤ちゃんを抱っこしている姿や若い男女が手をつないで楽しそうに歩いている姿が思い浮かびます。そこには「愛情」を感じますが、その通り、スキンシッ

プをすると脳内で別名「愛情ホルモン」といわれるオキシトシンの分泌が始まり、その働きによって愛情が深まるといわれているのです。

また、ストレスをやわらげたり、情緒を安定させたりする効果もあります。オキシトシンは、スキンシップをしてから10分ほどで分泌が始まるといわれ、短時間であっても効果があります。

なお、スキンシップが「生と死」を左右するということを実証した実験データがあるといわれています。第二次世界大戦直後、スイスで心理学者のルネ・スピッツが行なった実験で、戦争で孤児になった55人の乳児を設備の整った施設に入れて、訓練された保母と看護師によって育成しました。その際、スキンシップを行なわず、人工乳の哺乳は抱かずに与えました。その結果、27人が2年以内に病気で死亡し、残った17人も成人前に死んでしまったということです。スキンシップが子どもに与える影響の大きさを物語っています。

スキンシップの大切さは、赤ちゃんや子どもにだけではありません。医療施設や高齢者施設でも、スキンシップの効果を活用したマッサージが採り入れられています。私も看護師やワーカーさんから、指先や足の指から心臓に向かって、ゆっくりとマッサージすることは、血液の循環もよくなり、情緒的に安定もするという話を聞きました。

最近は、認知症患者さんに、「見る／話す／立つ／触れる」がセットになった「ユマニチュード」という方法が有効ということで話題となっています。

そのユマニチュードにも含まれていますが、話す（話しかける、声かけをする）ことは、ターミナルケアでも大事な要素です。私は医師に「たとえ目を閉じて意識がないように見えても、声は聞えているのですよ、ですからできるだけ声かけをしてあげてください」と言われました。

たしかに、目を閉じて眠っているように見えるパートナーに「オーナー、大丈夫よ、私がついているから、ずっとそばにいるから安心して」と声をかけると、かすかですが頷いていました。それからは、日に何度となく、声かけをしたり、キャッチボールのような会話は交わせなくても話しかけました。

一説によると、医師が「ご臨終です」という声は、死者にも聞えているといわれています。その真偽は定かではありませんが、「心停止してから30秒間にわたり脳の活動が急増し、精神状態が非常に高揚している」という研究結果があります。これは、2014年9月14日に放映されたNHKスペシャル「立花隆　思索ドキュメント　臨死体験　死ぬとき心はどうなるのか」のなかで、立花氏が取材したミシガン大学のジモ・ボルジギン博士の研究によるものです。ボルジギン博士は、普通では計測できない脳活動を特別な方法で計測すると、ラットは心停止後も脳波が記録されていたのです。この研究結果は、米科学アカデミー紀要に掲載されました。

つまり、心臓が停止して、死を告げられても30秒間は脳活動があり、意識もあるということなのです。最期を看取った家族のメッセージも聞えているのかもしれません。

◉「ありがとう」のメッセージ

パートナーは、「ありがとう」という言葉をよく発しました。かつて、私が電話をかけると、必ず最後には「ありがとう」という言葉を送ってくれました。私にとっては、それがとても新鮮だったことを記憶しています。

「ありがとう」と言われると、なぜか心が温かくなります。感謝されていると感じるというより、「ありがとう」という言葉そのもののもつニュアンスでしょうか。自らがその言葉を発したときも、心がなごむような気がします。

「ありがとう」という言葉は、その語源をみると、形容詞「有り難し（ありがたし）」の連用形「有り難く」がウ音便化したものだそうです。「有り難し」とは、本来「有ること」が「難い（かたい、むずかしいということ）」であり、「めったにない」または「珍しく貴重」という意味です。中世になって、仏の慈悲など、貴重で得難いものを自分は得ているということから、宗教的な感謝の気持ちをさすようになり、感謝の言葉として広まるようになったようです。

また、「有」と「難」があることから、「難が有りましたが、おかげさまで無事です」という意味があるという説もあります。いずれにしても、相手に感謝する心が込められています。

感謝するという視点からみると、「ケア」の概念が思い浮かびます。「ケア」という言葉は、単にお世話をする、援助するということではなく、「気遣い、配慮する」という意味があるのです。相手を気遣い配慮して、心を寄せる……それに対して、気遣われた人は、感謝する、そういう相関係があるのです。「ありがとう」という言葉の背景には、そういった人と人の心の寄せ合いがあるように思います。

その関係性は、ターミナル・ステージでも同じです。

死にゆくものは、家族とともに生きてきた人生の軌跡に思いを馳せ、支えてくれたことへの感謝のメッセージ「ありがとう」を伝えます。看取る家族は、ともに生きてきたことの思い出を心のなかにとどめ、大切な人との出会いと絆に「ありがとう」の言葉を伝えます。

このような死にゆくもの（一人称）と看取る家族（二人称）の関係性こそ、「しあわせな死」の大事な要素になるのではないでしょうか。そして、死にゆくものの「ありがとう」は、遺されたもののグリーフ（死別悲嘆）をやわらげるとともに、大切な人のことをいつまでもよい思い出として胸におさめることにつながります。

パートナーの容体が急変して心停止するまで、約4時間、私はパートナーに寄り添い、手を握って話しかけました。すでにあえぎ呼吸で、呼びかけに反応することもありませんでしたが、ノンバーバルなメッセージを交わしたと思います。

それゆえ、心停止した瞬間、私は「おつかれさまでした……ありがとう……」と声をかけました。ともに生きた日々を思い、精一杯、病と闘いながらも私の思いに応えてくれたパートナーへささげた言葉でした。

◉「頑張らなくてもいい」と心のなかで伝える

パートナーが入院して小康状態のときは、「大丈夫よ」という言葉をよく言っていました。パートナーの不安、そして私自身の不安を消すためだったかもしれません。大丈夫、大丈夫、きっとよくなる……そういいきかせていたのです。

そして、喀痰の吸引のとき、苦しさのあまり「やめてくれ！」と叫ぶパートナーに「もう少しだから……頑張って！　痰をとれば楽になるのよ」と、苦しみを分かち合いながら、やむなく言っていました。

「頑張って」という言葉には、どんな意味があったのでしょうか。

当時を思い、その言葉の意味を考えてみると、よく使う「頑張る」という言葉の語源は、江戸時代からみられる語で、二通りの意味があるそうです。

一つは「眼張る（がんはる）」が転じて「頑張る」になったという説で、「目をつける」という意味から「一定の場所から動かない」ということに転じて、さらに「困難に耐える、努力してやり直す」という現在の意味になったということです。

もう一つは、自分の考えを押し通す意味の「我を張る」が転じて「頑張る」になったという説です。どちらかというと「眼張る」の説が有力といわれているようです。

それらの説をふまえて考えると、パートナーに、病状が悪いほうへ進まないために、そこでふんばってという思いなのかもしれません。また、自身に我を張って自分を保てと、言い聞かせているのかもしれません。

パートナーの病室に向かう途中、私は「大丈夫、大丈夫、頑張れ」と自分の心のなかでよくつぶやいていました。自分に言い聞かせていると同時に、パートナーに呼びかけていたように思います。

ところが、あるとき、姉のように信頼して慕っていた友人から、こんなことを言われたのです。「頑張ってということは、いつまでも続けてはいけないのよ。手を放すときがくるの。それを見極めないと……」

友人は、父親を看取った体験から話してくれました。やはり間質性肺炎で入退院を繰り返し、自ら血液を作ることができずに、輸血を繰り返していたそうです。さらに、人工呼吸器をつけるかどうかという状態になったとき、本人は「もう、いい」と言ったのです。そのとき、もう手を放してあげたほうがよいと思ったということでした。

家族は、大切な人が少しでも回復したり元気になることを祈り、あれこれと医師の勧めるままに治療をお願いしたり、いのちと向き合っている大切な人に「頑張って」と言ってしまうものです。でも、それは本人にとっては、苦しみになるのかもしれないのです。

「頑張らなくていいのよ」と、大切な人の安らかさを願い、手を放すことも大事なのだと、悟りました。「オーナー、つかれたよね、もう頑張らなくていいから」、私は心のなかでつぶやきました。ただ、そういう自分のなかで、一方には最後の1％の希望にかけて、心は揺れていました。大切な人の最終ステージにいて、家族の方々の多くはこのような心理状態になるのではないでしょうか。

パート
Ⅳ

いざというときの準備をする

◉いざというとき、起こること

「いのち」は何ものにもかえられない大事なもの、にもかかわらず、いのちの終焉に遺されるものが遭遇するのは「お金」の問題です。

たとえば、家族の生計を支えていた人が亡くなった場合、遺された家族は路頭に迷うということにもなりかねないのです。というのは、故人の金融機関の預貯金の口座が「凍結」されるからです。つまり、引き出すことができなくなってしまうということです。

なぜ、凍結されるのかというと、預貯金をしていた人が亡くなった時点で、預金者の財産ではなくなり、相続財産（遺産）になります。一部の相続人が勝手に預貯金を引き出して、他の相続人の権利が侵害されることを防ぐためなのです。

ただし、葬儀費用に関しては、引き出すことが可能といわれています。葬儀費用の見積書や相続人全員の同意書などの書類が必要で、上限は200万円前後という説もあります。金融機関によって異なりますので、確認してください。

また、銀行とのふだんからの付き合いによっても違いがあります。私の場合、パートナーは、普通預金の口座とは別に、税金が引き落とされる納税通帳がありました。逝去して間もなく、国税が引き落とされるため、パートナーの会社のメインバンクに交渉しました。その結果、所定の書類に必要事項を書き込むことで、納税通帳だけは凍結しないでもらうことができました。ただし、いずれ相続人すべての人の署名捺印をもらうということが条件でした。

一般に、金融機関は、振込詐欺事件が多発するようになって、大金の振込や定期預金の解約なども、とても厳しいチェックがあります。パートナーが入院しているとき、そのまま放置していた定期預金を解約したいと、メインバンクとは別の銀行に申し出たのですが、本人が来なければ解約できないとのこと。入院中で銀行に行くことができないというと、入院先まで来るということでした。とにかく、本人の意思の確認と署名・捺印が絶対条件なのです。

さて、金融機関は、どのように預金者の死亡の事実を知るのでしょうか。

これは、さまざまな説があります。たとえば、近所の回覧板、親族・別顧客からの葬儀案内、外回り部隊の報告、新聞の訃報欄……また機関同士でやりとりがあり、死亡すると病院から警察、信用機関に手配されるので、信用機関の情報が金融機関へ流れるともいわれています。

私の場合、死亡直後、パートナーが積立預金をしていて、その集金に来る日で、やむを得ず、伝えるしかありませんでした。ただ、それはメインバンクのみで、実は、他の銀行の凍結はされていないものもあります。地方にある家の電気代や電話代は、自動で引き落とされているのです。実際のところ、どういうルートで金融機関に伝わっていくのかは、わかりません。

では、預貯金が凍結されたら、どのように解除できるのでしょうか。

遺言がない場合は、誰が相続するか、誰が代表して受け取るかが決まり、相続人全員の戸籍謄本と印鑑証明、被相続人（故人）の誕生から逝去までの戸籍謄本（除籍・改正原戸籍）、相続人全員の実印が押印された銀行所定の用紙などの書類が必要です。

遺言書がある場合には、遺言書、遺言者の除籍謄本、遺言執行者の印鑑証明書、遺言執行者の実印を押印した払戻依頼書などです。ただし、どちらも、金融機関によって必要な書類は異なります。

つまり、遺産分割協議が終了して、相続が争いなく話し合われないと解除はむずかしいということです。そういう意味では、相続の問題があります。詳細は後述しますが、相続税が発生する場合は、10か月以内に申告・納税をしなくてはなりません。申告・納税が遅れると、無申告加算税や延滞税が加算されます。

お金以外では、遺体の安置の問題があります。病院では、死亡すると、すぐに遺体を搬送してほしい旨を告げられます。自宅に搬送できない場合は、斎場や葬儀社さんに安置をお願いしなければなりません（148ページ参照）。

そして、遺されるものが一番つらいのは、グリーフ（悲嘆）です。私は、パートナーが死に近づいていく姿を見続けていました。また、逝去する日、夜中に容体が変わり始めて、4時18分の死まで、モニターの数字が「0」に変わっていく様子とパートナーの生から死へという姿を目の当たりにしているため、最期の場面が脳裏から消えないのです。つらく、悲しく、ときには夜中に自身が地獄へ落ちていくような息苦しさをおぼえました。グリーフについては、後述いたします（163～167ページ参照）。

◉死後に直面する問題の対応策

大切な人が亡くなって、悲しみのなかにいる間に、前項で述べた金融機関の預貯金の口座の「凍結」だけではなく、お金の問題は続きます。「相続」の問題もそうですが、それは後述するとして、ここでは「税金」関係についてみてみましょう。

❖1月2日以降に死んだら、その年度の住民税が発生する

パートナーの葬儀が終わり、後片付けを行なっていたら、「都民税・区民税」の納付書が届きました。「どうして、亡くなった人の住民税がくるの？」――多くの人は驚きとともに、疑問をもつものです。

実は、住民税は、その年の1月1日現在に住所地がある市区町村が前年の所得に応じて課税するもので、「その年の1月1日に生存していれば、住民税を納税しなくてはならない」のです。ただし、1月1日に死亡した人については、課税されないことが通例となっているようです。つまり1月2日に亡くなった人の遺族は、たった2日生存していただけで1年間分の住民税を支払わなくてはならないのです。

1月2日に逝去した人と、12月31日に逝去した人が同じ住民税を支払うというのは、何か理不尽な思いを感じます。でも、故人の住民税は、負の相続財産として相続人が相続し、これを拒むことはできません。

税理士に確認したところ、現法律ではそう規定されているのでやむを得ないとのこと。住民税は6月頃に納付書が送付され、通常4期に分かれて納めます。死亡時期に応じて、1年分でなく期ごとにしてはどうかという意見もあるようですが、改正はされていないとのことでした。

住民税だけではなく、固定資産税や個人事業税なども同様です。相続人が複数の場合は、その対応のため代表者を決めておくことが必要です。なお、放っておくと延滞税などがかかってしまうので注意が必要です。相続をすべて放棄する(相続放棄)場合は、住民税もその対象となります。

❖準確定申告

通常は、毎年1月1日から12月31日までの1年間に生じた所得について、経費や医療費などの控除額を差し引いて、税額を計算して、翌年の2月16日から3月15日までに確定申告と納税を行ないます。

ただし、年度の途中で死亡した場合は、1月1日から死亡した日までの所得等について、相続人は被相続人に代わって「準確定申告」をしなければなりません。準確定申告は、相続の開始があったことを知った日(死亡日)の翌日から4か月以内に、相続人が申告・納税をする必要があります。

ただし、被相続人(故人)が確定申告の必要がない人ならば、この手続きは必要ありません。確定申告が必要な人は、主に、個人事業を行なっていた人、給与所得で2000万円を超える収入があった人、一つの会社から所得を得ていて、それ以外の所得が20万円以上あった人、不動産収入があった人、不動産等の資産を売却した人、生命保険や損害保険の一時金や満期金を受け取った人、高額な医療費を支払っていて確定申告をすることで所得税の還付を受けられる人です。

準確定申告の所得控除として、医療控除の対象となるのは死亡の日までに支払った医療費や社会保険料、生命保険料などで、死亡後に相続人が支払った入院費などは該当になりません（医療費を支払った人の確定申告で行なう）。また、被相続人が消費税の納税義務者だった場合、消費税の申告も合わせて行ないます。

手続きに必要な書類は、確定申告書と付表、給与等の源泉徴収票、控除となる（医療費、社会保険料、生命保険料等）証明書や領収証、相続人全員の認印など。法定相続人が2人以上いる場合は、同一書類で一緒に申告しますが、その際、相続人すべての人に捺印してもらう必要があります。相続問題がからみますので、むずかしい問題がある場合は、弁護士に相続問題とともに依頼したほうがよいかもしれません。期限は4か月以内ですので、争いとなった場合、申告・納税が遅くなるとやはり延滞税がかかるため、注意が必要です。

◉一人で抱え込まない

大切な人のターミナル・ステージは、覚悟をもったとしても、とてもつらい時期です。いつ、お別れがくるのか……死が訪れたら、どうしたらよいのか……。いのちと向き合っている大切な人を見守りながらの悲しみに加えて、「もしも」のときを考えなければならない苦悩、そこには、言葉では言い表わせない心の葛藤があります。

そんなときは、一人では抱え込まないことが大切です。たとえ、愚痴になっても、理不尽なことを言っていると思っても、自分の心のなかに溜まっている思いを吐き出すことです。身構えずに安心して語れる人に、思いのままを話してみましょう。もし、安心して語れる人がいない、もしくは身近な人には弱音を吐きたくないという場合は、第三者・機関としてケア・サポートをしてくれるソーシャルサービスを活用するのも一つの方法です。

現在では、さまざまな相談窓口が存在しています。いくつか代表的なものを紹介します。

自治体の中で身近な相談窓口として、保健所や精神保健福祉センターがあります。保健所では、保健師や医師などの専門職が心、福祉などの相談を電話や面談、訪問などで行なっています。精神保健福祉センターは、各都道府県や政令都市に1か所設置され、「心の健康電話相談」なども開かれています。

政府の施策の一つとして「よりそいホットライン」が設けられています。これは一般社団法人社会的包摂サポートセンターが運営するもので、フリーダイヤル（無料）で相談無料、24時間365日対応しています。手順は、ガイダンスが流れ、生活や暮らしの相談は「1」、死にたいほどつらい気持ちの相談は「5」というように自分にあてはまる番号を押すということになります。

また、「24時間眠らぬダイヤル」として知られる「いのちの電話」があります。「いのちの電話」は、1953年に英国で生まれたもので、孤立して悩む人たちに電話で話を聴くことで寄り添う活動であり、日本では1970年代に始まりました。全国に49センターあり、24時間いつでもかけることができる電話で、名前を告げる必要はなく、秘密厳守、相談も無料です。東京や仙台などいくつかのセンターでは「インターネット相談」も行なっています。

心理カウンセラーの無料電話カウンセリングも行なわれています。これは、「NPO法人　日本臨床心理カウンセリング協会」が実施しているもので、毎週火曜日と木曜日に1回45分の相談に応じてくれます。無料電話カウンセリングの利用は1日1回で、心理カウンセラーの技術向上のために相談内容を録音しますが、個人が特定できないように記録して厳重に保管するとしています。

さて、視点を変えて、医療相談については、公的相談の窓口があります。厚労省の指導で、全国の都道府県に「医療安全支援センター」が設置されています。ここでは、病院に納得のいく説明やカルテ開示を求めたい、診療拒否ではないか、医療ミスや医療事故ではないかなど、医療上の困りごとの相談に応じてくれます。

なお、医療事故に関しては、「医療事故110番」が医療消費者ネットワークによって実施されています。

その他、「がん」に関しては、「公益財団法人　日本対がん協会」の「がんホットライン」があり、がん患者さんやその家族の悩みをじっくり聴いて、相談に応じてくれます。認知症や介護、生活に困ったときなど、多様な問題の場合、「とうきょう福祉ナビゲーション」というサイトでは、それぞれに応じた相談窓口を掲載しています。

これらのように、さまざまな悩みや困ったこと、心のケアも、一人で抱え込まなくても、相談できる場が広がっています。つらくなったら、ぜひ活用してください。

◉専門家は、誰に何を相談できるのか

「死」は、遺されたものに、悲しみとともに、現実的に多様な課題を残します。たとえば、相続の問題、相続に伴う税金や不動産の名義変更、その他、死後事務といわれる多種多様な手続きもあります。相続の問題、死後の事務手続きについては、後ほど、詳細について紹介します。ここでは、どのような問題をどのような専門家に相談できるのか、という視点からみてみましょう。

❖遺言や遺産相続など法律に関する相談→弁護士

弁護士は、法律のプロであり、法律がからむトラブル、たとえば、遺産分割協議の話し合いがうまくいかないときには交渉を行なってもらいます。また、相続人調査をはじめ、問題が起こりそうな事案は、実際に紛争になったときにもそのまま継続して依頼できます。遺言執行者がいない場合は、代理業務も依頼できます。

では、弁護士に依頼したいと思ったとき、どのように弁護士を探せばよいのでしょうか。

日本弁護士連合会のサイトでは、全国各地の弁護士会の法律相談センターがわかるようになっています。また、刑事・民事を問わず、誰もが法的なトラブルの解決に必要な情報やサービスの提供を受けられるようにするという構想のもと、平成18年4月に法務省所管の公的な法人「日本司法支援センター（通称・法テラス）」が設立されました。

法テラスでは、内容に合わせて解決に役立つ法制度、自治体や弁護士会、司法書士会などの関係機関の相談窓口を法テラス・サポートダイヤルや全国の法テラス地方事務所にて、無料で案内してくれます。さらに、弁護士に依頼したいけれども経済的な余裕がないという場合、無料法律相談や必要に応じて弁護士費用などの立替えを行なう「民事法律扶助」業務も行なっています。

❖相続税の申告や税金に関する相談→税理士

相続財産の相続税評価、節税を考えた遺産分割方法、相続税の申告などは、税理士が専門です。ただ、税理士といっても、それぞれの専門分野があり、企業会計専門で相続には詳しくない人もいます。相続に精通し、実際に相続税関連の案件を多数手がけている実績のある税理士にお願いするとよいでしょう。

日本税理士会連合会と公益財団法人日本税務研究センターでは連携して、電話による税務相談を実施しています。その相談では資産税（相続税・贈与税、譲渡所得など）にも応じていますが、一般的な税務に関する相談で、具体的な個別相談は対応していません。もし税理士を探したい場合、弁護士から紹介してもらうことも可能と思います。

❖相続した不動産の相続登記、会社の継承の登記などに関する相談→司法書士

相続した不動産は、名義変更・相続財産の登記が必要です。また故人の会社を継承する場合は、登記が必要になります。

そういった手続きの代行は、司法書士にお願いできます。日本司法書士会連合会のサイトでは、さまざまなケースについて「○○のことを聞きたい」に答えるコンテンツや、司法書士総合相談センター一覧が掲載されているので、参考になるでしょう。なお、依頼するときは、費用や報酬について必ず確認しましょう。また、不動産を分筆・合筆する場合は、土地家屋調査士が専門になります。

❖遺言の作成に関する相談→公証人、弁護士、行政書士、信託銀行など

相続が「争続」にならないためには、「遺言」の作成が重要になります。遺言書が残されていない場合、原則として民法で定められた法定相続人に、やはり民法で定められた相続割合に従うことになりますが、遺言書が残されていれば遺言書が優先されます。遺言書がなく、遺産分割協議で話し合いがつかずに紛争になるケースも少なくありません。

遺言書の作成や遺言執行、保管などの専門家としては、公証人、弁護士、行政書士などがあげられます。また、信託銀行でも遺言信託として、相談や遺言書の作成、保管、遺言の執行として遺言書に基づき、遺産の分割なども行なっています。

◉葬儀をどうするか

葬儀とひと口に言っても、仏式をはじめ、神式、キリスト教式、さらに近年注目されている自由葬（宗教・宗派に基づいて行なわれる伝統的な形式ではなく、自由に行なうもの、一般に宗教色のない無宗教葬、生花葬などをいう）など多様にあります。ただし、葬祭業の規模や実態を調査した公的な資料「特定サービス産業実態調査」（経済産業省）によると、葬儀は年間、125万7030件（2010年11月現在）が行なわれ、そのうち9割強は何らかの宗教・宗派に基づき、なかでも仏式が圧倒的に多くなっています。それゆえ、ここでも仏式に基づいた葬儀について紹介しますが、まずは「わが家の宗教・宗派」について知ることから始まります。

もしお寺の檀家（葬祭供養をお寺に任せて、お布施を行ない、お寺の護持にあたる家）になっている場合、そのお寺の宗派に合った葬儀をしないと、埋葬してもらえないこともあります。なお、最近増えている寺院や宗教法人が運営する納骨堂でも似たような問題が起きているようです。納骨堂のなかには「これまでの宗旨宗派は不問」と謳っていますが、それは「これからはこちらの宗旨宗派に入っていただきます」ということなのです。そこで、それまでの宗旨宗派で葬儀をした場合、納骨を拒否されるケースもあります。

日本の仏教には、多くの宗旨宗派があります。それぞれの宗旨宗派は、仏教の開祖・釈尊の教えに始まる仏教に変わりはないのですが、その教えの解釈である教義などによって宗旨がひらかれ、さらに主としてお寺を単位として多くの宗派に分かれました。

伝統的な仏教の宗旨として、十三宗――天台宗、真言宗、日蓮宗、浄土宗、浄土真宗、曹洞宗、臨済宗などがあり、さらに2つ以上の宗派があるところも含めて、十三宗五十六派といわれています。ふだん仏教に馴染みがない人も多く、わが家の宗旨宗派を知らない人もいることでしょう。でも、宗旨宗派によって葬儀の手順や作法、読経も異なるので、確認をしましょう。

そのうえで、葬儀の形式を考えると、近年は、参列者が親しい身内までの少人数で行なう小さな葬儀といわれる「家族葬」を行なうケースが増えています。親しい身内の範囲としては、一般に「遺族のみ」「遺族と親族」「遺族・親族・故人と親しかった人」の3つのかたちに分かれ、5人から30人程度の規模が多いようです。

一般の葬儀では、参列者は知人と家族の関係者が約7割といわれ、世間体を気にした葬儀になりがちです。そうではなく、気心の知れた人たちだけで見送ってほしい、高額な費用をかけないでほしいという人が増えているという背景があります。参考までに、葬儀の費用は、平均して約200万円前後（葬儀一式費用、寺院への費用、通夜からの飲食接待費を含めて）ですが、家族葬の場合は一般に100万から150万円といわれています。

また、家族葬とともに小さな葬儀としてニーズが高まっている「直葬」があります。会葬者を呼んで通夜や告別式を行なうことをしないで火葬だけで故人を見送る形式で、火葬式ともいわれています。この直葬の費用は20～30万円が相場といわれています。

パートナーの葬儀は家族葬にしました。パートナーも私も、もしものときは、義理で参列してほしくないと語り合っていたからです。家族葬、そしてパートナーらしい葬儀をしたいと考えました。その結果、この本のカバー写真として載せましたが、軽井沢をこよなく愛したパートナーらしい祭壇――新緑の軽井沢をイメージして樹木と生花で飾った祭壇、ワイン好きだったパートナーらしさを現わした場――斎場の片隅に、パートナーが愛用した帽子とスカーフ、そばにワインとグラス、チーズを添えたテーブルを設置、最期のお別れは水で口を湿らすのではなく、ワインで口を湿らせました。

式次第は、宗旨宗派に沿ったものにするとしても、祭壇や斎場づくりは、故人らしさを現わすことが可能です。葬儀社の担当者とよく打ち合わせをするとよいでしょう。

❖葬儀社の選び方

葬儀は、結婚式のように事前に決めて、よく吟味する時間的な余裕はありません。もしものときのために、事前に情報を集めたり、生前予約しておくとよいことはわかっていても、結果として突然の訃報にあわてててしまうケースが多いものです。いざというとき、葬儀の相談をどこにしているのかというと、アンケート調査（「第8回葬儀についてのアンケート調査」日本消費者協会、2007年）によると「親族に聞く」が58・1％と圧倒的に多く、インターネットや知人・友人に聞くという回答もありました。

ただ、病院で亡くなったときなど、すぐに遺体を引き取ることが求められます。時間的な余裕もなく、相談する間もないのが実情です。そういうとき、病院には、葬儀社が出入りしており、その葬儀社を紹介してくれますが、あわてて葬儀まですべてまかせてしまわないことです。一般に、病院に出入りしている葬儀社は、費用が高いともいわれています。見積りをとって他社と比較するという心の余裕がなく、いわれるままに依頼してしまうケースも少なくありません。でも、遺体はドライアイスで処置しておくので、葬儀はそれほど急がなくても大丈夫です。まずは、急ぎの遺体の搬送を自宅や火葬場併設などの安置所にお願いするとよいでしょう。その際も必ず費用を確認することです。

遺体を安置したら、親族や知人・友人から葬儀社を紹介してもらうことも一つの方法です。経験したうえで勧めてくれるところなら安心できます。また、電話帳やインターネットで探すという方法もあります。電話帳の場合は、「葬祭業」の項目から車で30分くらいのエリアにある葬儀社を調べるとよいでしょう。インターネットの場合は、「葬儀社」から個々の業者を調べるのは手間がかかるので「葬儀の案内センター」といった名称で葬儀の情報や葬儀社の紹介をしている機関を活用するのも一案です。

また、日本最大の葬祭専門事業者団体の「全日本葬祭業協同組合連合会（全葬連）」では、事前相談員の資格制度を作り、葬儀に対するさまざまな疑問に真摯に対応する人材を育成しています。その相談員が在籍する葬儀社を全葬連のホームページから探すことができます。

いずれの方法にしても、葬儀社を決めるときは、2社以上から必ず見積りをとって比較することが大事です。なお、見積りですが、葬儀社それぞれで異なり、「葬儀一式費用」と出されることもありますが、その中には、寺院費用（読経料、戒名料、お車代など）や飲食接待費（通夜ぶるまい、精進落としなど）は含まれていません。祭壇や棺、焼香具から人件費まで、細目を出してもらい、どのような項目が変動費となるのかを知り、葬儀予算がわかるような見積りを出してもらうことがおすすめです。

私の場合、終末期と告げられたとき、葬儀社について詳しい知人に相談して、パートナーの葬儀の希望を伝えて、ふさわしい葬儀社を紹介してもらって、何度も打ち合わせをして見積りをとり、アレンジしてもらいました。大切な人が生きているときに葬儀の準備をするなんて……という自責感はありましたが、母の葬儀で病院に出入りしている葬儀社に依頼してしまって後悔した体験をもとに、パートナーらしい葬儀をして見送るためには事前の準備をあえて行ないました。その結果、悔やむことなく、逆に納得できる見送りをすることができたのです。

◉知っておきたいお寺との付き合い方

日本は、仏教徒が多いとみられています。仏教は、そのルーツをたどると、紀元前5世紀頃、インドにおいて釈迦によって誕生し、その後、中国や朝鮮半島に伝播して、日本には538年に百済（現・韓国）から伝わったとされています。以来、さまざまな変遷はありますが、伝統的な仏教宗派「十三宗五十六派」がいまに伝わっています。『宗教年鑑』（文化庁、平成24年度版）によると、平成23年12月31日現在、認証を受けて宗教法人となっているのは18万1855法人、仏教系は7万7421法人、仏教の信者は8470万8309人となっています。

その一方で、日本は無宗教の人が多いともいわれています。調査会社のピュー・リサーチ・センターの報告では、日本の無宗教者数は人口の57％、7212万8000人とされています（2010年現在）。ただ、無宗教は無神論を意味するのではなく、特定の宗教を信仰しない、もしくは信仰そのものを持たないという立場をとることといわれています。神や仏の存在を必ずしも否定するわけではなく、習慣的に宗教的な行為をしている人も多いのです。自身が仏教徒と思っていなくても、仏壇の前で手を合わせ、お墓まいりをする人が多いのが実情です。

また、日本全国には、約8万6000のお寺があり、その約9割は「檀家」をもつお寺といわれています。檀家とは、前述しましたが、葬祭供養をお寺にまかせて、お布施を行ない、お寺の護持にあたることで、逆にいえば、お寺が檀家の葬祭供養を独占的に執り行なうことを条件に結ばれた関係ともいえます。そもそも、この檀家制度が生まれたのは江戸時代にさかのぼり、当時、キリスト教の弾圧を進めるなかで、民衆に特定の寺院に所属し（檀家になる）、寺院の住職は自ら檀家であるという証明として寺請証文を発行するということが行なわれました。つまり、日本人はみな仏教徒となることを義務付けられ、檀那寺（檀家が所属する寺院）は檀家を強く抱え込むことになりました。

寺請制度は1871年に廃止されましたが、檀家制度は現在まで根強く残っています。お寺と檀家との関係をみると、まず檀家になるためには「入檀料」が必要になることもあります。毎年の護持費の支払い、寺や庫裏（僧侶の住まい部分）の老朽化による改築等、寄付を求められることもあります。葬儀や供養などをお願いする場合は、お布施（僧侶に出す謝礼）を払います。また、お墓の引っ越しなど改葬にともなって檀家をやめたい場合、離檀料を求められることがあります。本来、離檀料というのは存在しませんし、法律的には一切の決め事はありません。でも多額な料金を請求されたり、離檀料を支払わないと「改葬許可」の書類に印をおさないというケースもあります。

かつては、地域コミュニティのなかにお寺が存在し、民はお寺との関わりも深かったようですが、地域共同体の変化や過疎化などで檀家の数は減少し、檀家制度に拠る寺院の経営は厳しいものになっているといわれます。一方で、檀家は護持費や寄付など、金銭的な負担が重荷になり、宗教離れとともに、葬儀のときだけのお付き合いとなりつつあります。そういった背景があることも影響していると思いますが、お寺とのトラブルも多いようです。

その代表的なケースが「戒名」の問題です。戒名とは、仏教教団に入り、戒律を守ることを誓った者に与えられる名前で、本来は生前に授けられるものでした。ところが、後世になると死者に対して葬儀を行なう際に僧侶がつける安名《あんみょう》、いわば死後の名前という認識になりました。つまり、出家しない檀信徒も仏法に帰依したものとして戒名が与えられるようになったのです。ゆえに、葬儀を仏式で行なわない場合、本来は、戒名をつける必要がないともいえます。ただし、檀家であれば、檀那寺に葬儀をまかせることになり、必然的に戒名をつけざるをえなくなるのが実情です。なお、戒名は、宗派によってつけ方に違いがあり、浄土真宗では「法名《ほうみょう》」、日蓮宗では「法号」といいます。

戒名に関する問題として、「戒名料」があります。一文字○円という話が出回ったり、額によって戒名に区別がつけられた、高額な戒名料を請求されたというケースもあります。ただ、本来は戒名料というのは存在せず、お布施として僧侶に支払うものです。しかし、実態はさまざまで、何百万円と支払ったり、お寺との長い付き合いで無料という場合もあるようです。

パートナーの場合、由緒ある寺院の檀家だったため、葬儀社さんとお寺との対応を事前に打ち合わせをしました。まえがきにも記しましたが、関係性がわるくなると、納骨を拒否されることもあると聞いたからです。かなり緊張をして、連絡をしたところ、「通常の通夜ではなく、親しい人たちだけと故人のお別れ会として、翌日の葬儀で弔いと読経をあげていただきたい」というこちらの希望は拒否されました。きちんと葬儀の手順をふみ、通夜でも読経をするべきである、ということでした。

戒名については、パートナーの人となりをまとめてお寺に送り、戒名をつけていただくことになりました。そして、戒名料（読経も含めてのお布施）について、「〇〇寺さまでは、どのような決まりになっているのでしょうか」と恐る恐る尋ねたところ、「本寺では、最低150万円からとなっています」。最高でも100万円といわれると思っていた私は愕然としました。それも「最低」ですから、それ以上を要求されては困るので、思わず、「では150万円でお願いいたします」と答えてしまいました。たしかに、高額ではあるのですが、こちらには、葬儀を執り行なわない、納骨させないといわれないように……という弱みがあります。

かつて、35年ほど前のこと、祖母が亡くなったとき、やはり戒名料でもめたことがありました。私の父と母は、我が家で行なうはじめての葬儀で、戒名料をいくら支払えばよいのか、わからないまま、お布施をお渡ししようとしたところ、僧侶はお布施の入った包みの厚みをたしかめて、「お間違いではないですか」と返してきたのです。両親は、青くなり、親族と相談して、60万円ほどお支払いしたことがありました。

戒名料やお布施の金額をめぐっては、さまざまな問題があるのが実態です。葬儀社や体験者から話を聞いて、最終的には寺院と話し合いをするしかありません。

視点を変えれば、お寺と上手に付き合っておくことが大切なのかもしれません。檀家となっていれば、供養や年中行事でお寺に行くことになります。そういう機会には、僧侶と会話をする、こちらの家の事情などがあれば、事前にある程度は話をしておくこともよいでしょう。パートナーの葬儀後は、新盆やお寺の法要などで、コミュニケーションをとることが多くなりました。私は、わからないことは、率直に尋ねて、こちらの都合なども伝えるようにしています。

お寺との付き合い方も、結局は人と人との付き合い方を基本として、敵対するのではなく、歩み寄ることが大事と思います。

◉相続は争続にならないか

人の死は、その人が築いた資産を継承する「相続」の問題が発生します。相続は、税制改正によって平成27年1月1日から基礎控除額が縮小したこともあり、相続税がらみの問題、財産相続の分割協議に関する紛争、遺言に関するトラブル等々、いま大きな社会問題にもなっています。ここでは、相続と遺言に焦点をあてて、実情と知っておきたい基本の知識を紹介します。

最初に、相続の流れについてみてみましょう。

相続は、落ち着いてからゆっくり話し合えばいい、と思うかもしれませんが、実は相続は死とともに始まるといってよいでしょう。死亡日の翌日に相続の開始となり、10か月以内に、相続税の申告と納付をするという規定になっています。相続税については、後述するとして、まずは、「遺言書の有無」を確認することです。遺言書がない場合は、誰がどのくらい相続できるのかという遺産配分は、民法で定められています。その遺産を相続できる人を法定相続人といい、「遺された配偶者と子ども」「配偶者と両親」「配偶者と兄弟姉妹」などが代表的なケースです。なお、遺言書がある場合、それが法的に有効なものであれば、遺言書の内容が優先されます。

遺言書がない場合は、「遺産を引き継げる人は誰か」について調べるとともに、相続財産のリストをつくって中身を知ることが重要です。相続人は、配偶者がいれば配偶者は必ず相続人になります。子どもがいれば、配偶者と子ども、子どもがいなければ故人の両親もしくは兄弟姉妹におよびます。相続財産には、課税対象と非課税対象があり、不動産や有価証券、預貯金、書画・骨董類、みなし財産（相続開始前3年以内に贈与された財産、死亡退職金・死亡保険金〈非課税枠がある〉）などは課税対象になります。一方、お墓や仏壇などの祭具、寄付をした財産、交通事故による損害賠償金などは非課税対象です。

相続人と相続財産が確定できたら、相続人全員で話し合う「遺産分割協議」を行ない、話し合いが成立したら「遺産分割協議書」を作成します。それに基づいて遺産の名義変更や不動産の移転登記を行ない、相続開始から10か月以内に申告と納付をします。

また、遺産分割協議の話し合いがうまくいかない場合は、家庭裁判所での調停を申し出て、さらに審判に移行して分割になるケースもあります。実は、この話し合いがうまくいかずに、別居して独り暮らしをしていた親の自宅がそのまま空き家になっているケースも全国にたくさん出ている実情があります。

❖相続の基礎知識

相続の方法は、「単純相続」「限定承認」「相続放棄」の3つについて知っておけばよいでしょう。

単純相続とは、故人の遺産を借金などのマイナスも含めて、すべて相続するということです。限定承認とは、故人の財産のプラスの範囲内で借金や負債などのマイナスも相続するということです。限定承認にするためには、相続開始を知った日から3か月以内に、相続人全員の同意を得て、家庭裁判所に申し立てることが必要です。

相続放棄とは、故人の遺産をすべて相続しないというもので、借金や負債などのマイナスがプラスより多い場合には、適した方法です。相続放棄も相続開始を知った日から3か月以内に家庭裁判所での手続きが必要になります。この場合は、相続人一人での申し立てができます。

ただし、「単純相続」「限定承認」「相続放棄」のいずれにするか決定できない場合は、家庭裁判所への申立てにより、3か月の期間を伸長することも可能です。申立ては、相続開始を知った日から3か月以内にする必要があります。

注意したいのは、故人が死亡して3か月以上経ってから、故人が連帯保証人になっていた負債がわかるというケースがあります。故人がどのような連帯保証を担っているのか、生前に確認しておくことが大事です。

❖相続税をめぐる問題

相続税は、すべての人が払わなければならないわけではありません。基礎控除額が規定されており、遺産がそれより少なければ相続税は発生しません。その相続税の基礎控除額は、平成25年度税制改正によって、次のように変わりました。

〈平成26年12月31日まで〉

5000万円＋法定相続人の数×1000万円

〈平成27年1月1日より〉

3000万円＋法定相続人の数×600万円

このように基礎控除額が減少したことにより、相続税を支払わなければならないケースが増えたことになります。これまでは、相続税を支払うケースは、全体の5％以下といわれていました。税制の改正によって、たとえば、法定相続人が2人の場合は、4200万円以上の資産を相続したら相続税が発生します。

興味深いデータがあります。家庭裁判所に持ち込まれた遺産分割事件の数は、昭和60年には6176件でしたが、平成22年には1万3597件と25年間で2倍以上にも増えました。その遺産分割事件の内容をみると、遺産額1000万円以下が31％、5000万円以下が43％と、5000万円以下が74％を占めているのです。相続財産が多いから紛争になる、「財産が少ないから大丈夫」とはいえない実態があるようです。たとえば、自宅の不動産と老後資金のあまりが相続財産だった場合、看取った遺族の一人がその不動産（自宅）に住んでいたとして、相続財産を分割するために、不動産を売らなければならない場合、住む場所もなくなってしまうというケースもあります。

また、申告と納付についてみると、相続した不動産が売却できなくて相続税が支払えないなどという場合、延納も認められています。ただし、「金銭で納付することを困難とする事由があり、かつその困難とする金額の範囲内であること」「延納税額および利子税の額に相当する担保を提供すること（延納税額が50万円未満で延納期間が3年以下の場合は不要）」などという一定の条件と手続きが必要です。さらに「物納」も可能ですが、定められた種類の財産で適格なものであるなど、物納の要件と対象が規定されています。

参考までに、世界の相続税をみると、日本はとても高いといわれています。相続税の税率は財産の金額によって異なりますが、最高税率は、日本は55％です。他の国の最高税率は、ドイツは45％、イギリスとフランスは40％、その他、スイスやマレーシアなど0％のところも少なくありません。また、アメリカでは遺産税と呼ばれ、まず相続財産から税金を差し引き（人数に関係なく一定）、残りを相続人で分けるようになっています。

❖知っておくべき遺言の知識

遺言は、民法上の法制度で「遺言者の死亡後に効力が生じる法律行為」（民法９８５条）ですが、民法で定められた方式や要件を満たしていないと無効になります。まず、遺言書の方式は、普通方式と特別方式に分けられ、一般に利用されるのは普通方式で次の3種類があります。

・「自筆証書遺言」　遺言者が自筆で書いて作成・保管するもの

・「公正証書遺言」　遺言者の意思に基づいて公証人が作成し、公証役場で原本を保管する

・「秘密証書遺言」　遺言者が自分で作成し、公証人および証人2人以上に自分の意思であることを申し出て、関係者が署名押印するもの

ただ、これらの中で、通常利用されるのは自筆証書遺言と公正証書遺言です。それぞれにメリットとデメリットがあります。たとえば、自筆証書遺言は、費用はかからず手軽にできますが、内容や様式が不備の場合は無効となり、開封するときは家庭裁判所での検認が必要となります。公正証書遺言は、手間や費用がかかりますが、様式の不備はなく、公証役場で保管するので紛失のおそれもありません。また、開封時に検認の必要がないため、すぐに相続が可能です。

では、法的に有効な遺言書の作り方をみてみましょう。

遺言書が法的に効力をもつのは、「相続関係（財産の分割方法、相続分の指定、遺言執行者の指定など）」「身分に関すること（子どもの認知、後見人や後見監督人の指定など）」「財産の処分（財産を相続人以外の第三者に贈る指定、財産の寄付など）」についてです。「付言事項」として、自分の葬儀や遺品整理のこと、家族へのメッセージなどを自由に記すことができますが、これは法的な効力はありません。ただ、なぜ、遺言書のような相続にしたのかなど、思いを記すことで相続争いを防ぐ効果もあると、近年注目されています。

遺言の作成にあたって、遺言書は書面であることが要件で、口頭での遺言や録音したものは有効と認められません。自筆証書遺言の場合、パソコンや代筆も無効です。また、正確な日付を書くこと、自筆で署名・押印することも必要です。

なお、公正証書遺言は、公証役場に赴いて署名・捺印しますが、寝たきりで動けない、病院に入院している場合など、公証人は出張してくれます。ただし、日当の支払いなど費用はかかります。

また、最近、遺言の代わりとしても使えるといわれる「家族信託」が話題となっています。「信託」は、信託業法上は免許が必要で、信託会社や信託銀行が手掛けていましたが、平成19年に信託法が改正されて、利益を得る目的で反復継続して信託を受託しなければ、受託者に免許は不要となりました。そこで誕生したのが家族信託です。

家族信託とは、たとえば、父親所有の家を長男に信託し（所有権が移転する）、長男は父親の自宅を管理します。ただし、父親はその自宅に住み続け、信託した財産にかかる経済的な価値は父親（受益者）のものとなります。税務上は、父親（受益者）が価値を有していると見なされ、相続税や贈与税は原則として価値が移った場合（父親が死んだとき）に課せられます。つまり、受託者（長男）が財産を取得したときに課税され、節税対策にはなりません。

ただ、高齢になった親の財産管理が行なえることや詐欺にあうことのリスクヘッジになること、信託契約によって信託財産の帰属を定めることになり、遺言と同じ効果を発揮できるといわれています。こちらもメリット、デメリットがあり、また家族信託が可能な家族の条件なども出てきますが、選択肢の一つにはなるでしょう。

相続に関して、さまざまな視点からみてきましたが、私はパートナーの相続や事業継承を体験して、なんと複雑で、法的な決まり事が多いのか、と実感しました。また、死亡日の翌日が相続開始であり10か月以内に申告・納付しなければならないという規定になっていますが、死別の悲嘆も癒されないうちに、大きな課題である大切な人の財産の相続を決定しなくてはいけないということは、遺族にとっては、現実の課題と向き合わなければならないつらいことといってもよいでしょう。

パートV

「ご臨終です」といわれてからするべきこと

◉すぐにしなくてはならないこと

病院側は、患者さんとして治療やケアをしている間は、「患者様」と丁寧な扱いをしてくれますが、死を境に、とてもドライな対応になります。病院という機能を考えれば当然のことですが、その移り変わりの早さには、驚きました。午前4時18分に「ご臨終です」と告げられると、看護師とワーカーは、すぐにパートナーの着替えや後片付けを始めました。

私も、なるべく早くパートナーの遺体を安置する場へ搬送しなくてはならないと承知していたので、「すぐに葬儀社に連絡をとり、搬送しますが、どのくらいまでに搬送すればよいですか」と尋ねると、「昼までには搬送してください」とのことでした。

そういうことで始まったパートナーの死を告げられてからの1日をお話いたします。

午前4時18分にこの世からの旅立ちを見送り、すぐに葬儀社に連絡をとり、搬送について相談しました。事前に斎場を決めていたので、斎場の安置所を確保するか、もしくは葬儀社の安置所に一時安置するか、ということになっていたのです。幸い、斎場の安置所を確保できて、午前8時までに葬儀社の遺体搬送車が来てくれることになりました。

そこで、看護師があわただしく動き回るのを傍目に、病室の荷物を片付けて、まだ夜が明けぬ時分、自宅に戻り、急いで、再び病院へ向かいました。すでにパートナーの遺体は、病室にはなく、1階の小さな安置室ともいえない荷物置き場のようなところに移され、さびしそうに横たわっていました。

午前7時過ぎ、まだ電話をするのは早い時間ですが、緊急のため、パートナーの親族に逝去したことと斎場に安置する旨を伝えました。

そして、病院から「死亡診断書」を受け取り、後ほど精算のために再訪することを伝えて、葬儀社の遺体搬送車の到着とともに、斎場に向かいました。斎場へ向かう路は、事前にお願いしていましたが、自宅の近くとパートナーがこよなく愛した代々木公園を通る……その間は、パートナーの顔にかぶせられた白い布をとり、「帰りたかった家がみえるよ」「毎日、散歩した代々木公園だよ」と語りかけました。

パートナーの遺体を斎場の安置所に移し、パートナーとの対面に別れを告げて、病院を再訪し、精算書を受け取り、家に戻ってからお金を準備して病院への振り込みを行ないました。午後にはパートナーの兄弟が斎場に来ることになっていたため、再度、斎場へ向かって、パートナーと兄弟と、ひとときの間、別れを惜しみました。夕刻、家に戻り、パートナーが檀家だったお寺にパートナーの逝去を伝え、戒名をつけていただくことと葬儀の依頼を行ない、長い1日は終わりを遂げました。

さて、私のケースでもわかるように、死を告げられてからしなくてはならない最初のことは、遺体を安置することです。葬儀社を決めている場合は、葬儀社の手配で斎場や葬儀社の安置所を確保します。もちろん、自宅でよいのですが、マンションなどの集合住宅で導線に問題がある場合や家のスペースのことでむずかしいことも少なくありません。もし、自宅へ安置するのがむずかしく、葬儀社も決まっていない場合は、遺体専用ホテルというものも登場しています。これは、横浜、大阪などの都市部にあり、「遺体ホテル」「ご安置ホテル」などといわれています。たとえば、2010年、葬儀関連事業者のニチリョクは、横浜市内に故人と遺族が最期のお別れをする日本初といわれる遺体のホテル「ラステル」をつくりました。また、イオンは、大阪に遺体安置・宿泊施設のリレーションを設立、少人数の葬儀もできるということです。

なお、斎場などの遺体安置所では、それなりの設備があり、遺体が傷まないようにしてくれますが、自宅の場合は、室温調整やドライアイスの管理、さらに遺体の水分蒸発を防ぐための保温クリームを塗るなどの配慮が必要です。

遺体の安置所の確保ができたら、病院から「死亡診断書」を受け取ることを忘れないでください。遺体搬送時の携行が必要ですし、死亡を知った日から7日以内に死亡届を故人の本籍地または死亡地、あるいは届出人の現住所地の市区町村役場に提出しなければなりません。死亡届は、死亡診断書とセットになっており、死亡診断書は医師に署名捺印をしてもらいます。また、死亡届が受理されたあと、火葬許可申請書を提出して火葬許可証をもらいます。この許可証がないと火葬することができません。火葬後は、火葬証明印が押された火葬許可証が返却され、遺骨を墓地に納めるときに必要になります。なお、死亡診断書は、死後の事務手続きで必要になりますので、複数、コピーをとっておくことです。

親族や親しい人たちへの連絡も必要です。ただ、どのような範囲の人に、どの段階で知らせるかを考えた方がよいでしょう。まずは、両親や祖父母、兄弟姉妹などごく身内には逝去したことを伝える、近親者や友人などには、葬儀が決まってから、知らせるということでよいでしょう。また、自らすべての人に連絡するのは大変ですから、連絡してもらう人を決めるなど、負担を軽減することも大事です。

そして、檀家となっているお寺（檀那寺）への連絡も忘れてはいけません。本来は、通夜に先だって「枕経《まくらぎょう》」を安置所であげていただくことになっていますが、必ずしも、しなければならないことではないようです。パートナーの場合も、枕経は行なわれませんでした。

葬儀社との打ち合わせとともに、葬儀の日程や斎場について、檀那寺とも打ち合わせが必要になります。

◉弔いまでのプロセス

伝統的な宗教・宗旨に基づいた葬儀ではなく、その人らしく、自分らしく、という自由葬を求める人も増えていますが、実際には仏式で葬儀を行なうケースが圧倒的に多いのです。そこで、一般的な仏式の葬儀の流れを示しました（次のページの図参照）。

パートナーの場合、4月8日に逝去しましたが、通夜は4月13日、告別式は14日になりました。実は斎場には火葬場が併設されていて、その火葬場の予約は14日からでないととれなかったのです。全国で年間125万7030件の葬儀が執り行なわれており（2010年現在）、火葬の

《一般的な仏式のお葬式の流れ》

①臨終

・末期の水をとる。遺体の湯灌・清拭、死化粧などを行なう。
・葬儀社へ連絡して、遺体の搬送を依頼する。

②遺体の引き取りと安置

・遺体を自宅または斎場に搬送する。
・遺体を安置して、枕飾りをする。

③葬儀の打ち合わせ、死亡の通知

・葬儀のタイプや規模、費用など、見積書をとって葬儀社と打ち合わせをする。
・お寺（檀那寺）への連絡、打ち合わせをする。
・葬儀の日程等を決める。
・死亡届と火葬許可申請書を市区町村の役所に提出する。
・葬儀通知書をつくって関係者に連絡する。

④通夜の準備・納棺

・死装束・死化粧を施して納棺する。
・葬儀社と進行の段取りを確認する。

⑤通夜

・弔問客を受付、通夜・通夜ぶるまいをする。

⑥葬儀・出棺

・葬儀の最後に「お別れの儀（最後の対面）」をして、火葬場へ向かう。

⑦火葬・拾骨

・火葬場で「火葬許可証」を提出する。
・火葬場で火葬証明印が押された火葬許可書（納骨のとき必要）を受け取る。

⑧還骨法要・初七日法要・精進落とし

・火葬場から戻り、還骨法要を行なう（省略されることもある）。
・初七日法要を行なう。本来は死亡当日を入れて七日目に行なうが、最近は葬儀の日に行なわれることが多い。
・精進落としの宴を開く。

⑨七七日忌・納骨

・四十九日の七七日忌をもって忌が開け、納骨をする。

⑩追悼儀礼

・一周忌、三回忌、七回忌、十三回忌など、故人を追悼する法要を行なう。

予約がとれずに葬儀を1週間以上も待たなくてはならないケースも出ています。

火葬場の経営は、主に市町村の清掃・衛生関連部署による運営や、複数の市町村が一部事務組合を結成して共同運営しているものが多く、民営・業務委託、半官半民という形態で設置・運営しているところもあります。また、宗教団体や株式会社が経営する民営火葬場は、全国に約21施設あります。なお、火葬場は施設基準がなく、建設は市町村にすべてまかされているのが実情です。都市計画法において都市施設の一つとして規定され、都市計画区域内に火葬場を新築または増設する場合は、都市計画決定が必要となっています。

そういうなかで、人口の増加に対して施設の設備が間に合わない自治体も少なくありません。さらに公営の斎場を利用したい、葬儀から火葬、初七日まで一連してできる施設へのニーズが高く、火葬待ち、斎場待ちといった状況が起きているのです。一つの例として、東京都には約26の火葬場があり、多摩地域をみると、火葬炉数が7に対して、1日の受入数は17、火葬炉が14に対して1日の受入数が60といった民営の火葬場もあります。

1週間以上も待たされたら、遺体は傷んでしまうのではないか、と思う人もいるでしょう。それは、ドライアイスを活用して傷むことはなく、また「エンバーミング」という技法で、遺体の長期保存も可能になっています。エンバーミングは、アメリカやカナダでは90%以上施されるほど定着しています。これは、遺体に対して、消毒殺菌や防腐の処置を行なったり、顔を整える、化粧を施すなど、故人のその人らしさを取り戻して、長期保存を可能にする技法で、通常2～3

時間の処置で2週間の保全ができます。日本には1988年に技法が導入され、1994年には「日本遺体衛生保全協会（IFSA）」が創立されました。ただし、エンバーミングはどこでも行なえるものではなく、IFSAの検査に合格した施設、全国31のセンター（2013年現在）で実施されています。

さて、パートナーの場合、葬儀までに時間があることから、葬儀社の人と相談して、パートナーがこよなく愛した軽井沢への最期の旅に行きました。日帰りですが、棺を載せられる車を準備してもらって、軽井沢の息吹を味わってくることができました。とてもよい思い出になりました。葬儀を待たされる間、工夫をすれば、大切な人との最期の思い出づくりも可能なのです。

さて、葬儀の具体的な流れについて、パートナーの例を紹介します。どのように進められるのか、参考にしていただければ幸いです。

❖通夜の進行

16時45分　喪主・遺族集合
17時　受付開始
17時15分　親族集合、僧侶の到着と挨拶
17時45分　喪主・遺族・親族、式場内着席
18時　僧侶入場、開式

18時2分　読経開始
18時10分　お焼香開始（喪主、遺族、親族の順）
18時15分　一般参列者のお焼香開始
18時40分　僧侶退席、閉式
18時55分　対面

❖告別式の進行

9時30分　喪主・遺族集合
9時45分　僧侶到着
10時　親族集合、受付開始
10時20分　喪主・遺族・親族、式場内着席
10時30分　僧侶入場、開式
10時31分　読経開始
お焼香開始（喪主、遺族、親族、一般参列者の順）
11時10分　初七日法要
11時20分　僧侶退席、閉式
11時21分　お別れ準備開始

11時30分　お別れ、お花入れ
11時50分　出棺の挨拶（喪主）
12時　出棺
12時5分　火葬炉到着、荼毘
13時　収骨
13時15分　会食開始
　　　　　散会

◉遺族が担う死後の手続き

葬儀が終わっても、遺族にはしなくてはならない仕事が山積みといってもよいでしょう。納骨は、通常、四十九日忌法要に行ないますが、死後四十九日より遅くなってはいけませんが、早いことは問題ありません。余談になりますが、なぜ「四十九日」なのかというと、死者はこの世を旅立って、あの世へ行くまでに、閻魔大王など十王の裁きを七日ごとに行なわれて、四十九日には六道（天国、地獄、人、畜生などの六つの世界）のどの世界に生まれ変わるか決まるとされているのです。

四十九日までにも、死後7日以内、10日以内、14日以内、1か月以内など、それぞれしなければならない届出や手続きがあります。たとえば、前述しましたが、死亡届は7日以内です。年金受給の停止は厚生年金10日以内、国民年金は14日以内です。

次ページに主な死後事務手続きを一覧にしましたので、まずは、該当するかどうかチェックをして、該当する場合は、期限や窓口、必要な資料などを確認しましょう。なお、詳細は、各担当窓口に確認してから、手続きをしてください。

また、意外と知られていないのですが、故人が国民健康保険や健康保険に加入していた場合、あるいは被扶養者だった場合は、葬儀費用の補助として、遺族に葬祭費または埋葬料が支払われます。

国民健康保険に加入していた場合、申請書と死亡診断書、葬儀費用の領収書、印鑑などが必要になりますが、市区町村役場の国民健康保険窓口で手続きができます。健康保険に加入していた場合は、同様な資料が必要で窓口は社会保険事務所です。ともに申請の期限は2年以内、支給金額は市区町村によっても異なり、3万円から7万円ほどです。

《主な死後事務手続きチェック表》

分類	項目	該当	確認
名義変更が必要なもの	電気	□	□
	ガス	□	□
	水道	□	□
	電話	□	□
	NHK 受信料	□	□
	火災保険	□	□
	自動車保険	□	□
	自動車	□	□
	株券	□	□
	預貯金口座	□	□
	不動産（土地・建物）	□	□
年金・健康保険等	年金受給の停止	□	□
	未支給年金の請求	□	□
	遺族年金・寡婦年金の請求	□	□
	死亡一時金の請求	□	□
	埋葬料・葬祭費の請求	□	□
	年金手帳・健康保険証の返却	□	□
	高額医療費還付手続き	□	□
税金関係	医療費控除の還付請求	□	□
	準確定申告（1月1日から死亡日までの確定申告）	□	□
	相続税申告	□	□
金融機関生命保険等	生命保険等の死亡保険金の請求	□	□
	住宅ローン債務の精算	□	□
	貸金庫の整理	□	□
その他	クレジットカード等の解約・精算	□	□
	会員権の解約、活動団体の退会等	□	□
	運転免許証、パスポートなどの返却	□	□

《主な死後事務手続き一覧》

	手続き（項目）	窓口	期限	備考（必要書類等）
名義変更等	預貯金や株券の名義変更	各銀行や証券会社	すみやかに	通帳やキャッシュカード、相続人全員の印鑑証明書や戸籍謄本、遺産分割協議書など
	土地家屋の不動産所有権移転登記	不動産所在地管轄の法務局	すみやかに	相続登記申請書、相続人全員の印鑑証明書や戸籍謄本・住民票、故人の戸籍・除籍謄本、遺産分割協議書など
	電話・ガス・水道・電気などの名義変更	各契約先	すみやかに	引き落としの口座変更は銀行へ
保険／年金等	年金受給の停止	社会保険事務所または市区町村の国民年金課	厚生年金は10日以内、国民年金は14日以内	年金手帳（証書）、死亡を証明する書類、故人との身分関係を明らかにする書類など
	遺族基礎年金、寡婦年金、死亡一時金、遺族厚生年金、遺族共済年金の受取請求	市区町村役場、社会保険事務所、各共済組合	死亡一時金は2年以内、他は5年以内	受給資格を証明する書類など
	葬祭費、埋葬料、家族埋葬料の請求	市区町村役場、社会保険事務所	2年以内	保険証書、死亡診断書、葬祭費の領収証など
税金等	準確定申告	故人の住所地管轄の税務署	4カ月以内	生前、確定申告が必要な所得があった場合に提出する
	相続税の申告	相続人の住所地管轄の税務署	被相続人の死亡を知った日の翌日から10か月以内	相続財産の種類により財産目録、遺産分割協議書、固定資産税評価証明書など
生命保険等	生命保険金の受取請求	各生命保険会社	3年以内	簡易保険は郵便局で期限は5年以内

◉死後の後始末——遺された手紙との出逢いも

近年、「遺品整理」を行なう業者が急増しています。ポストに不用品の片づけなどと書かれたチラシに「遺品整理」という言葉をみることが少なくありません。かつては、遺品の整理は、遺族が行なっていましたが、超高齢社会になるとともに、核家族化や高齢者の独り暮らしも増えています。子どもが別に住んでいる場合、また孤独死をしたという場合、異臭の問題もあり、遺族だけではどうしようもなくなってしまいます。そういう背景も大きく影響しているのでしょう。

たしかに、5年ほど前に一人で暮らしていた母が亡くなったとき、介護ベッドや家電製品、タンスなど、部屋のなかのものをすべて処分しなければならず、知人の紹介で遺品整理業者に依頼しました。同居していれば、衣類や生活雑貨など、日々、少しずつ整理をすることができますが、別居をしていると毎日、少しずつということができません。そういう意味では、遺品整理業者は重宝ともいえます。

ただ、遺品の整理をすべて業者にまかせるのではなく、大切な人の遺したものを見極めることも大切です。というのは、「遺された手紙やメッセージ」がみつかることもあるのです。母の場合、諸事情があって、自宅を手放さなくてはならず、マンション暮らしとなりました。その生活費は、私が担っていたのですが、過去の苦い思い出と私への負い目があったのでしょう。遺品を整理していると、私に宛てた手紙が出てきました。母が逝ったのは、7月16日ですが、大腸がんの転移による肝臓のがんを切除するため、入院をして、そのまま容体が悪化して緩和ケア病棟で過ごしました。私の誕生日は3月、そのときに書いた手紙のようでした。

「すこし早いが　たんじょう日　お目出とう

私がばかだったばかりで弘子にだけくろうさせてしまって本当にこうかいしてます

許して下さいね

毎日がんばって　いきているすがたが目にうかびます

お父さんに毎朝　なきながら弘子のけんこうだけ願っております」

母の声が聞えてくるようでした。母の思いが胸に響き、涙を流しました。

パートナーの遺品の整理は、一緒に暮らしていたので、毎日、少しずつ、片付けました。不用品の多くは自治体の可燃ごみや不燃ごみに出せるものです。もちろん、大切な写真やアルバム、思い出の品としてとっておくものは別です。遺されたものを一つひとつみていくと、パートナーもやはり、メッセージがありました。私に宛てたものというより、自らに語る言葉でした。

「あきらめない

あせらない時を待つ　あせってやりすぎれば害になる

目標をもつ　思いの半分は到達できる」

「体をつかわなければだめになる

何もしないと筋肉がおちる

早期のリハビリが必要

過度安静は逆効果　寝ていてはだめ　車いすでも外に出る
あせらず　いそがず　おちついて……」
「生きる」意欲の強かったパートナーらしい言葉でした。その言葉をみて、闘病の頃、何度も危機に陥りながら意識が戻ったことを思い浮かべました。「ああ、パートナーらしいな」と思ったのです。

さて、遺品整理業者を活用する場合の注意点を紹介しましょう。現時点では、遺品整理業に関する法整備が整っていないため、不用品を不法投棄したり、高額な料金を請求する業者もいます。あるケースでは、3社に見積りをとったら、A社は100万円、B社は50万円、C社は30万円だったそうです。もちろん、安いほうがよいのですが、C社を選んだら、作業に入ってから追加料金が発生したのです。遺品整理をお願いする場合、どのようなことを依頼するのか——不用品の片づけ、保存を希望するもの、形見分け、リサイクルを希望するもの、配送の有無、クリーニングの有無など——業者によって請け負う作業の内容もさまざまなので、確認することです。また、複数の業者に見積りをとり、見積りを精査して追加料金がかからないことを確認することが大事です。

また、業者の見分け方として、次の点に注意しましょう。

・遺品整理業者が不用品を処分・廃棄するときに必要な許認可は「家庭系一般廃棄物収集運搬」

の許可をもつこと。

「産業廃棄物収集運搬」の許可があると打ち出している業者がいますが、遺品整理で故人の家から出てくる不用品などは、一般家庭のゴミと同じような家庭系一般廃棄物にあたるのです。

・買取があるなら、「古物商」の許可をもっていること。

遺品整理で出たものの買取を業者に依頼する場合、業者は古物商の許認可をもっている必要があります。この許認可を受けた業者は、必ず「古物商許認可番号」をもっているはずです。確認しましょう。

・見積りから作業まで専任制をとっている。

遺族の思いを伝えて、作業する場合も、その思いに添って作業してもらうことが大切です。また、遺品の搬出にも気を配り、梱包資材の選択や積み込みにも配慮をしてくれる業者がおすすめです。

なお、遺品整理業界の健全化をめざして、「一般社団法人　遺品整理士認定協会」が設立されています。

◉大切な人との死別の悲しみに向き合う

人は生きていくなかで、挫折や失意、別れ、孤独、そして大切な人との死別と、さまざまな喪失を体験します。喪失を体験したとき、人は深い悲しみにおおわれます。その深い悲しみを「グリーフ」といいます。どのような喪失でも、悲しみの感情を抱きますが、なかでも身近な人との死別は大きなストレスとなり、「配偶者の死は、人生最大のストレス」と、アメリカの精神科医・ホルムズらの研究によって報告されています。

大切な人の死が遺されたものにもたらす苦悩について、こんな言葉があります。

「死には、つねに死にゆく人と残される人との二つの側面がある。……そして、苦痛の分配という点では残される者が多くを負うのである」（イギリスの歴史学者、アーノルド・トインビー）

「愛する者の死が終局であると同時に始まりでもあることを遺族に無情に示す」（アメリカのカリフォルニア大学医学部教授、シュナイドマン）

遺されるものは、死にゆくものと苦悩をともにし、死別後は悲しみの感情と向き合い、乗り越えるという課題があるのです。

大切な人を失った悲嘆の感情は、私たちの心身にさまざまな影響を及ぼします。怒りや罪責感、無力感、孤独などの心理的症状、眠れない、食欲がないなどの身体症状、引きこもってしまうなどの行動にも現われます。ただ、やがて時間とともに、徐々に回復に向かって変化していきます。そのようなプロセスを「悲嘆のプロセス」といい、研究者によってさまざまな段階説があります。

たとえば、精神科医のパークスは、「感情麻痺→思慕→抑うつ→回復」という段階モデルを提示しています。日本での死への準備教育の普及に努めた上智大学名誉教授のアルフォンス・デーケン氏は、「精神的打撃と麻痺状態→否認→パニック→怒りと不当感→敵意とうらみ→罪悪感→

空想形成と幻想→孤独感と抑うつ→精神的混乱と無関心→あきらめ、受容→新しい希望→立ち直り」という12段階説を提唱しています。

いずれにしても、大切な人を失った悲嘆から目をそらさずに、向き合い、さまざまな感情をたどりながら、立ち直っていくのです。喪失したものが自ら、そういった悲嘆のプロセスをたどって、生き直しの物語を紡ぐことを「グリーフワーク（悲嘆の仕事）」といいます。ただ、グリーフワークがスムーズに行なわれるためには、いくつかの課題があります。アメリカの心理学者ウォーデンは、悲嘆を乗り越える4つの課題を提示しています。

・第一の課題……喪失の事実を認める

大切な人が亡くなったという信じたくない出来事に遭遇すると、人は「否認」したくなります。でも否認をすると悲嘆の感情は長引いてしまいます。まずは、目をそむけず、事実を認めることから始まります。

・第二の課題……悲しみの感情など、素直に表現する

泣きたくなったら、思いっきり泣いていいのです。素直に感情のまま表わしてみましょう。

・第三の課題……大切な人がいない環境に適応する

遺品を見たり、大切な人の好物を見ただけでも泣いてしまうという状況から卒業し、故人が担っていてくれた役割をどのように置き換えて、新しい生活を築いていくかが課題になります。

・第四の課題……故人を情緒的に再配置して、新しい生き方を見つける

故人との関係を忘れるのではなく、情緒的な生活のなかに故人のための適切な場所をみつけ、自分の力で新しく歩き出します。

ただ、現代社会は、核家族化や一人暮らしの増加、地域共同体や人間関係の希薄から、悲しみの感情を安心して素直に話し、じっくりと共感をもって聴いてくれる人や場がないことが少なくありません。そのような場合は、第三者がグリーフワークがスムースに進むように支援する「グリーフケア」が必要になります。グリーフケアを行なう場合は、専門の知識をもった人のグリーフカウンセリングが有効ですが、日本ではその体制が十分に整っていません。そこで、同じ体験をしたもの同士が気持ちを分かち合う「分かち合いの会」などが民間団体によって設けられています。

さて、私の無謀ともいえるグリーフワークをお話しします。私は、悲嘆のプロセスやグリーフワークの知識があったため、パートナーを失って、自分がどのような感情にとらわれていくか、予感がありました。それゆえ、否認したくなったり、もっと何かできたのではないかという自責感にとらわれたりしても、悲嘆のプロセスにいる自分を一歩引いて、みることができました。大切な人を失ったものが抱く、自然な感情であることを認め、思いっきり泣きました。

そして、パートナーが逝去した日から、すでに入っていた仕事もこなしました。翌日からも、ほとんど仕事はキャンセルせずにこなし、香典をいただいた人の整理などの死後の片づけからパートナーの会社の仕事も行ないました。悲しみを感じる余裕がないほど、忙しく動き回りましたが、それは悲しみの時刻表に埋没したくなかったのかもしれません。私のなかで時計が止まり、動けなくなってしまうことは避けたかったともいえます。それでも、夜になると、写真をみては涙ながらに語りかけました。「どうして死んじゃったの」「助けられなかった私を許して」「これからどうしたらいいの」……泣きながら寝て、翌日、眼がはれたこともたくさんありました。

そういう時期を経て、いまは悲しみの質が変化しているように思います。いくら時間が経っても、「悲しみは消えない」のですが、悲しみの質は変わってきます。ともに暮らし語り合うという存在を失って慟哭しますが、姿が見えず、声が聞えなくても、大切な人との絆はしっかり結ばれている……大切な大切な思い出となっていくのです。

哲学者サルトルの夫人として知られるボーヴォワールは、著書『老い』の中で「自分が死に対する悲しみをいくぶんやわらげるようになったのは、死を世界における不在だと考えられるようになってから」と語っています。私たちは、両親や親族、かつて友人だった人など、誰かしらとの死別体験があります。その喪失を「不在である」と考えていくと、人間の存在が世界における不在をたえず体験しながら生きているようなもので、不在がすべてをおおいつくしたとき、それが死なんだと考えられるようになる、というのです。そう考えると、この世に不在であると思えば、また天国で会いましょうという気持ちにもなり、再び会えるときを楽しみにしたいという思いにもなります。

◉大切な人の供養は自分流に

前述の悲嘆のプロセスで述べましたが、大切な人はもういないとわかっていても「思慕」することがあります。思慕が強すぎると、故人が好んで行った場所に行って故人を追い求めたり、毎日、故人の食事をつくる人もみられます。

私の場合、夜遅く、誰もいない部屋に帰ったとき、「オーナー、帰って来たよ、ただいま」と言ってしまったり、写真と向き合って会話をしたりすることがありました。といっても、いくら話しかけても返事があるわけではありません。

そういう日々のなかで、「イタコの口寄せ」に思いを馳せるようになりました。イタコの口寄せとは、イタコさん（かつては、厳しい修行を積んだ盲目の巫女といわれていましたが、現在は必ずしも盲目の巫女ではありません）が死者の魂をわが身に宿し、その言葉を伝えるというもので、日本では青森県の下北半島にある恐山《おそれざん》のイタコの口寄せが有名です。

霊場恐山は、死者の魂が集まるところと伝えられ、7月の恐山大祭には、多くの信者が参拝して祖先の霊を供養するといわれています。そのとき、イタコの口寄せも恐山で行なわれるのですが、大行列ができて十時間も並ぶということを聞きました。そこで、地元の役場からイタコさんを紹介してもらって、個人的に口寄せをしてもらうことになったのです。

7月のある日、早朝、青森へと向かいました。青森から津軽線で蟹田という駅からタクシーでイタコさんのところと言えば、すぐだから……ということでした。蟹田駅に降り立ったとき、大嵐で傘もさせないほどでした。やっとのことでタクシーをつかまえて「イタコさんのところへお願いします。すぐ近くということでしたが」と言うと、「山の奥だから1時間近くかかるよ」とのこと。「近い」という感覚の違いに驚きながら、タクシーでイタコさんの家に着きました。

イタコさんは、中高年の女性でしたが、盲目ではなく、巫女さんの格好でもありません。部屋の奥に通されて、一種、異様な雰囲気のなか、何やら唱えながら「まだ整理がついていない、私も苦しんでいる……」と言うのです。それがパートナーの言葉ということなのでしょう。そして、「私は行きたくはなかった。しかし、仕方がなかった……」、つまり死にたくはなかったが、あの世へ行ったということです。

イタコさんとの会話は1時間弱ほどで終わり、夜遅く、東京へ戻りました。その帰途、私には妙なパートナーとの一体感がありました。私はいま苦悩しているけれど、それは私と一緒にパートナーも苦しんでいるのだ……一人で苦しんでいるのではなく、旅立ってしまったパートナーも一緒に分かち合っているという思いが胸のなかで大きく膨らんでいったのです。イタコさんは、占いと同じという人もいますが、たった一言でも、私には大きな癒しになりました。

そして、「手元供養」をすることにしました。手元供養とは、遺骨を少し取り分けて形見として身近に置いたり、ペンダントなどのアクセサリーとして身につけることです。最近は、仏壇が家にない、お墓は遠いというケースも少なくなく、「もっと身近で供養がしたい」「愛する人の遺骨を身近に置いて、心のよりどころとしたい」などのニーズが高まってきたことが背景にあります。

手元供養品としては、さまざまな形態があります。ガラスや陶磁器などで作ったミニ骨壺、携帯用のミニ骨壺、モニュメント（ミニ仏壇）、遺骨を少し入れて作ったペンダント、リング、ブレスレットなどもあります。私は、4つのハートを組み合わせて完成させたクローバーのペンダントを作りました。中にパートナーの遺骨を入れ、ペンダントの裏には二人の名前とパートナーがこの世を旅立った日付を彫りました。ペンダントをつけていると、一緒にいる、大丈夫……なぜか力が湧いてくるように思います。

さて、7月は新盆でもありました。お盆は、先祖の霊が帰ってくるといわれますが、亡くなってから初めて迎えるお盆を新盆といいます。一般的に7月13日がお盆の入り（迎え盆）で16日が送り盆――盆棚をつくり、御霊膳、花、ナスやキュウリの牛と馬などをお供えして、お迎え提灯を飾ります。13日夕方には、故人の霊をお迎えするための「迎え火」をたきます。その火を目印に、馬に乗ってくるのです。また、16日は故人の霊が帰る日で、「送り火」をたきます。故人の霊は、牛に乗って戻ります。来るときは「馬で急いで来てくださいね」、戻るときは「牛に乗ってゆっくり戻ってくださいね、来年もまた会いましょう」という思いが込められているそうです。

最後に「人は二度死ぬ」という言葉についてお話しましょう。ある僧侶が語った言葉ともアフリカのある部族の言葉ともいわれますが、次のような意味が含まれています。

アフリカのある部族には、死者を二通りに分ける風習があります。「人が死んでも、その生前を知る人が生きているうちは、死んだことにはならない」、生者が心の中に呼び起こすことができるからです。でも「記憶する人も死に絶えてしまったとき、死者は真に死者になる」のです。つまり、遺された人たちが故人を偲び、供養する思いがなくなってしまったとき、そして心の中から忘れ去られたとき、故人は再び「死を味わう」ということです。この世に生きたという証、ともに生きてきた大切な人、愛する人のことを、遺されたものの心の中で生き続けるように、故人を想うことがほんとうに弔うということになるのではないでしょうか。

あとがきに代えて——体験からの学びと社会化

「人はいつか必ず死ぬということを思い知らなければ、生きているということを実感することができない」

「人は死から目を背けているうちは、自己の存在に気を遣えない。死というものを自覚できるかどうかが、自分の可能性を見つめて生きる生き方につながる」

これらは、ドイツの哲学者、マルティン・ハイデッガーの言葉です。ハイデッガーは、実存主義といわれていますが、自身は人間の存在を含めて、世界に存在するすべてのものの存在の意味を問う現象学的存在論といっています。

人間の存在についてみれば、人は自分が存在することは当然と考えて、日常生活の中に埋没して生きています。ところが、予想もしない自分の死に直面したとき、自分の存在を意識して、なぜ自分が存在するのかという問いを発するようになります。そして、人生の有限性に気づき、自分の存在を意識して生き方を真剣に考えるようになります。ハイデッガーによれば、人間は死を避けることができず、人間のあり方を「死への存在」と表わしています。自分の人生の有限性の気づきと孤独、そこから目をそむけず直視して覚悟をもつこと、それによって人は人生を有意義に、真剣に生きることができると語っています。

私たちは、人はいつか死を迎えるということはわかっていても、日常の中では死をタブー視しています。でも、大切な人の死に遭遇して、自分の死を自覚することになるといってよいでしょう。ハイデッガーのいう通り、人生の有限さに気づいたとき、これからの人生をいかに自分らしく生きればよいか、まさに自らの生と死を真剣に考えるようになるものです。

人は、どのように人生の最終ステージを生きて、この世を旅立っていくのか。遺されるものはどのように看取り、死別の悲しみと向き合って、大切な人の死の後片付けをしなくてはならないのか――その体験から、どのように自身の人生を完成させて、幕を閉じればよいのか、遺されるもののことも考えて、人生の棚卸しをするか。人それぞれの人生の美学があると思いますが、そのことを考えて準備するきっかけともなります。

私自身がそうでした。死生学を専攻し、「生と死」の問題に多少ともかかわってきましたが、パートナーの死に遭遇して、人の人生の最終ステージから死、そしてその後のあり方を身をもって体験しました。その体験によって、自らの死を自覚し、これからの有限な人生をどのように私らしく過ごせばよいのか、そしてどのように私の人生の幕を閉じるか、いま真剣に向き合っています。

一方、視点を変えて、体験の社会化も可能です。たとえば、このようなケースがあります。がんのターミナル・ステージをホスピス（最終ステージをその人らしく生きることを支援し、主に症状コントロールを主体とする施設。29ページ参照）で過ごし、温かいケアのなかで、良き看取りができたと思った遺族は、お世話になったお返しの意味を込めて、ホスピス・ボランティアの活動を始めました。

また、自死（自殺）で子どもを失い、深い悲嘆のなかで苦悩し、立ち直れない思いのなかにいるとき、自死遺族の分かち合いの会に参加して、悲嘆が癒され、救われた体験をしました。その後、分かち合いの会のスタッフや電話相談のボランティア活動を行なうようになりました。

いずれも養成研修を受けてから、同じ体験をした人たちの心に寄り添い、支援を行ないますが、それは体験の社会化といえるでしょう。

ただ、グリーフケアなどの支援者となるためには、大切な人を失ってから3年ほど経たないと養成研修が受けられないところもあります。それは、グリーフワークが十分に行なわれていないと、他者の支援のなかでフラッシュバックして、悲しみが戻ってきてしまったりすることがあるからです。自らの悲嘆を十分に消化しないと、他者を支援できないのです。まずは、自らの悲嘆を乗り越えて、新しい人生の物語を紡ぐことが大事です。

最後に、私の体験の社会化の一つとして、この本を創ったことがあります。私が体験したことが、同じような体験をする方たちの役に立つのであれば、私の体験の社会化も意味があることになるのでしょう。

平成27年10月

斉藤弘子

斉藤弘子（さいとう・ひろこ）

ノンフィクションライター、終活カウンセラー、駿台トラベル＆ホテル専門学校非常勤講師(葬祭マネジメント学科にて、サナトロジー＆カウンセリング論、終末人生設計論を担当)。「生と死」や「心」を中心に、いまの時代と社会をみつめるテーマを追究している。
主著＝『人は死んだらどうなるのか？』『心をケアする仕事がしたい！』(以上、言視舎)、『器用に生きられない人たち　「心の病」克服のレシピ』(中公新書ラクレ)、『私たちが流した涙　記憶に残る最期』(ぶんか社文庫)、『はじめて読む「葬儀・お寺・お墓・人生の後始末』(共著、明石書店)、『自殺したい人に寄り添って』(三一書房)、その他多数。

家族が死ぬまでにするべきこと

2015年12月13日　初版第一刷

著　者　斉藤弘子 ©2015
発行者　竹内淳夫
発行所　株式会社 彩流社
〒102-0071 東京都千代田区富士見2-2-2
電話　03-3234-5931
FAX　03-3234-5932
http://www.sairyusha.co.jp/

編　集　出口綾子
装　丁　仁川範子
印　刷　明和印刷株式会社
製　本　株式会社村上製本所

Printed in Japan　ISBN978-4-7791-2184-5 C0036
定価はカバーに表示してあります。乱丁・落丁本はお取り替えいたします。